JN037235

専門医が考案した最強の食事術

# 肝臓の脂肪が落ちる ハーバード式野菜スープ

髙橋 弘
医学博士・麻布医院院長

徳間書店

はじめに

# 脂肪肝は自分で治せる！

脂肪肝は、ある意味ではありふれた病気です。患者数は1000万〜2000万人いるといわれており、健診受診者の3〜4人に1人は脂肪肝だという報告もあります。ちょっと太り気味の人は、気づかないうちに脂肪肝になっているかもしれません。

脂肪肝は、肝臓に中性脂肪がたまり、肝臓がフォアグラ状態になっています。肝臓から中性脂肪を落とさない限り、脂肪肝は治りません。

そんな人たちに私が声をかけたいのは、

「脂肪肝は自分で治せますよ」

「食事の最初に野菜スープを飲むといいですよ」

という言葉です。

野菜スープは、脂肪肝を治す大きな力となります。

野菜スープには、ファイトケミカルや食物繊維がたっぷりと含まれています。ファイトケミカルとは、野菜や果物などの植物に多く含まれる天然の機能性成分のこと。体を病気から守り、健康にする優れた作用があります。

私は野菜スープを「ファイトケミカルスープ」と名付けて、食事療法の柱として患者さんに積極的にお勧めしています。

かつて脂肪肝で治療が必要なのは、過剰な飲酒が原因で起こるアルコール性脂肪肝だけでした。しかし近年、アルコールを飲まなくても脂肪肝（非アルコール性脂肪性肝疾患、ナッフルディー、ＮＡＦＬＤ）になる人が急増しています。

その中には、アルコール性脂肪肝と同じように、肝炎を生じ、肝硬変から肝がんに進行する危険な脂肪肝があるのです。それが、非アルコール性脂肪肝炎

（ナッシュ、ＮＡＳＨ）です。

ナッシュの50％は進行性で、そのうちの20～30％は、10年以内に肝硬変や肝がんに進展していきます。

日本より20年も早くナッシュが問題視されていたアメリカでは、肝硬変や肝がんの主な原因疾患が、すでにウイルス性肝炎からナッシュに変わっています。日本もこの傾向を追いかけるように、ウイルス性肝炎から肝がんになる患者さんは減少し、代わりにノンウイルス性肝炎から肝がんになる患者さんが増えています。その原因疾患の多くは、ナッシュでしょう。この傾向は、この先さらに顕著になると思われます。

アメリカでナッフルディーやナッシュが発見された頃、私はアメリカのハーバード大学でがんや免疫、肝炎の研究をしていました。研究を終えて帰国し、現在の医院を開いたのは２００９年のことです。

ナッシュの危険性を知っていたので、私は早速「ＮＡＦＬＤ・ＮＡＳＨ外来」を開設し、医院のホームページにも掲載しました。

当時日本では、お酒を飲まないのに起こる脂肪肝炎のことはまだそれほど知られておらず、このような外来はめずらしいものでした。


ナッシュになると、肝硬変や肝がんに進行しやすいだけではありません。

脂肪肝はメタボリックシンドローム※と合併しやすく、内臓脂肪型肥満や高血糖、高血圧が一緒にあると、30倍以上も早く心筋梗塞になり、亡くなる可能性があります。肝硬変や肝がんになる前に、心筋梗塞で亡くなるかもしれないのです。

また、肝がんだけでなく、他臓器のがんになるリスクも高くなり、肝がんになる前に別のがんで死亡することもあります。

脂肪肝は早死にの危険因子でもあるのです。


脂肪肝は、肝臓から脂肪を落とさない限り、治りません。多くの患者さんが、脂肪肝を治す治療薬があると思って当院に来院されます。

※メタボリックシンドローム＝生活習慣病の前段階で、内臓肥満に高血圧、脂質異常、高血糖などが合わさった状態のこと。

しかし、肝機能を改善する薬はあっても、肝臓から脂肪を落とす薬はなく、脂肪肝を根本的に治す薬はないのです。

脂肪肝を治す薬はなくても、患者さんには自分自身で治す方法があります。それが、ファイトケミカルスープを柱にした食事療法です。

肝臓に脂肪がたまる原因で最も多いのは、糖質のとりすぎです。ですから糖質の吸収を減らし、肝臓の脂肪を燃焼させる方法をマスターすれば、肝臓から脂肪を落とすことができます。本書では、肝臓の脂肪を落とす秘伝の奥義を伝授します。

生活習慣の乱れで出来た脂肪肝は、生活習慣を見直し、この肝臓の脂肪を落とす奥義を実行すれば治せます。すなわち脂肪肝は、患者さん自身で治せる病気なのです。

ファイトケミカルスープは、身近にある４つの野菜で簡単に作ることができます。キャベツ、タマネギ、ニンジン、カボチャを食べやすい大きさに切り、鍋に入れて水を加え、ただ煮るだけで完成です。

このスープを、食事の最初に飲むことが脂肪肝を治すスタートです。

スープには、ファイトケミカルと食物繊維がたっぷりと溶け出しています。ファイトケミカルには、体に害を及ぼす活性酸素を消去する強い抗酸化作用があります。食物繊維には、糖質の吸収を抑え、血糖値の上昇を緩やかにする作用があります。

脂肪肝とナッシュの成立には、血糖値の急激な上昇と活性酸素が深く関わっています。ファイトケミカルスープは、そのどちらにも有効なのです。

ファイトケミカルたっぷりの野菜スープは、私がハーバード大学で取り組んでいた、がんと免疫の研究から生まれたものです。病気で訪れる患者さんたちに治療の重要なサポートとして勧め、薬だけでは得られない、めざましい成果を上げています。

このスープは、脂肪肝や肥満の解消のみならず、糖尿病、高血圧、脂質異常症を改善し、さらにはがんや心筋梗塞、脳梗塞の予防にも有効です。

脂肪肝と診断されたら、まずは1日2回、朝食と夕食にこのスープを飲むことから始めてみてください。

スープを食事の最初に飲むだけで、食べる量が自然と減る、便通がよくなる、疲れにくくなる、肌がつやつやする、などの体感が得られるはずです。そして、気がつかないうちに体重が減り、肝臓から脂肪が落ちていきます。

身近な野菜で作るファイトケミカルスープの魅力は、全てにわたってシンプルなこと。作り方も飲み方も、味もシンプルです。シンプルな味わいだからこそ野菜の甘みやうまみが感じられ、続けると味覚が変わり、食事に対する意識も変わってきます。

その頃にはきっと、スープのある食卓が、日常になっていることでしょう。

専門医が考案した最強の食事術
肝臓の脂肪が落ちる　ハーバード式野菜スープ

# 目次

## 第2章

# 脂肪肝はなぜ危険なのか……41

## 脂肪肝が危険な理由……56



## こんな習慣が脂肪肝を招く……64

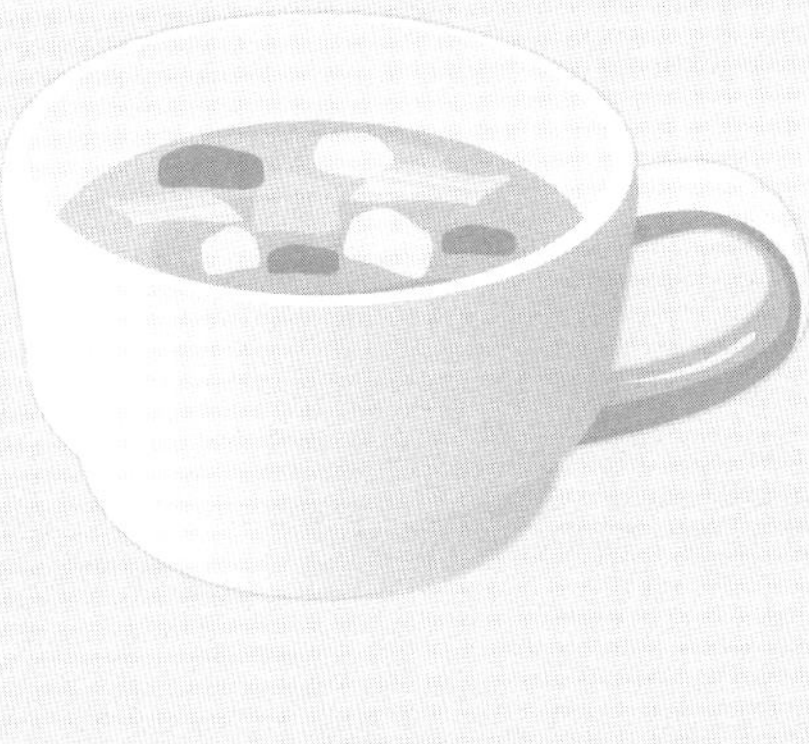

第3章

# 脂肪肝は自分で治せる病気！

## 第4章 脂肪肝を治し肝臓を元気にする食事術

## 第5章 脂肪肝を治す「ファイトケミカルスープ」は糖尿病や高血圧、がんも防ぐ……119

【効果】……125

ブックデザイン　鳴島幸夫
料理・スタイリング　古澤靖子
撮影　加藤しのぶ、髙橋千里
図版制作　勝山英幸
構成　石川恵美子
編集　髙畑圭、岩崎裕朗
校正　鷗来堂
DTP　キャップス、鳴島幸夫

# 第1章

# ファイトケミカル（野菜）スープの作り方・飲み方・活用法

## ファイトケミカルとは？

植物が作り出す天然の「機能性成分」のこと。
紫外線により発生する活性酸素や、
害虫などによる危害から、
植物が身を守るために自ら作り出す成分。

野菜の色、香り、苦み、渋みなどは、
ファイトケミカルによって醸し出される。
生活習慣病を予防する成分として
注目されている。

ファイト（phyto）はギリシャ語で植物を意味する言葉。
ケミカル（chemical）は英語の化学成分のこと。

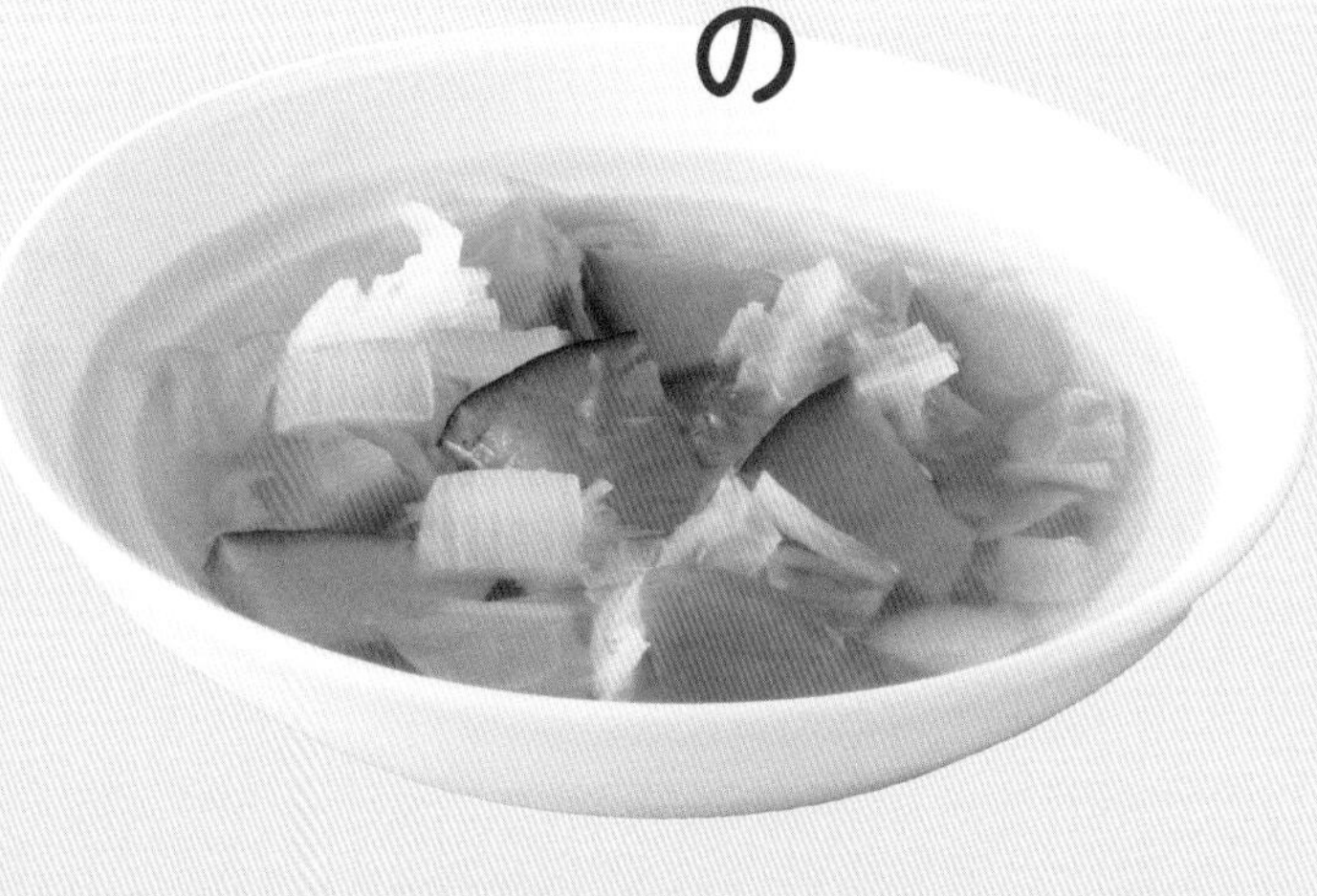

# 肝臓が元気になる
# 「ファイトケミカルスープ」の力

ファイトケミカルたっぷりの
**野菜スープ**

【調理】

- ・身近な野菜で簡単に作れる
  ↓
  実践しやすい
- ・作り置きができる
  ↓
  気持ちがらく
  (負担にならない)
- ・応用がきいて アレンジ自在
  ↓
  飽きない、楽しい

↓

**長続きする**
**習慣化しやすい**

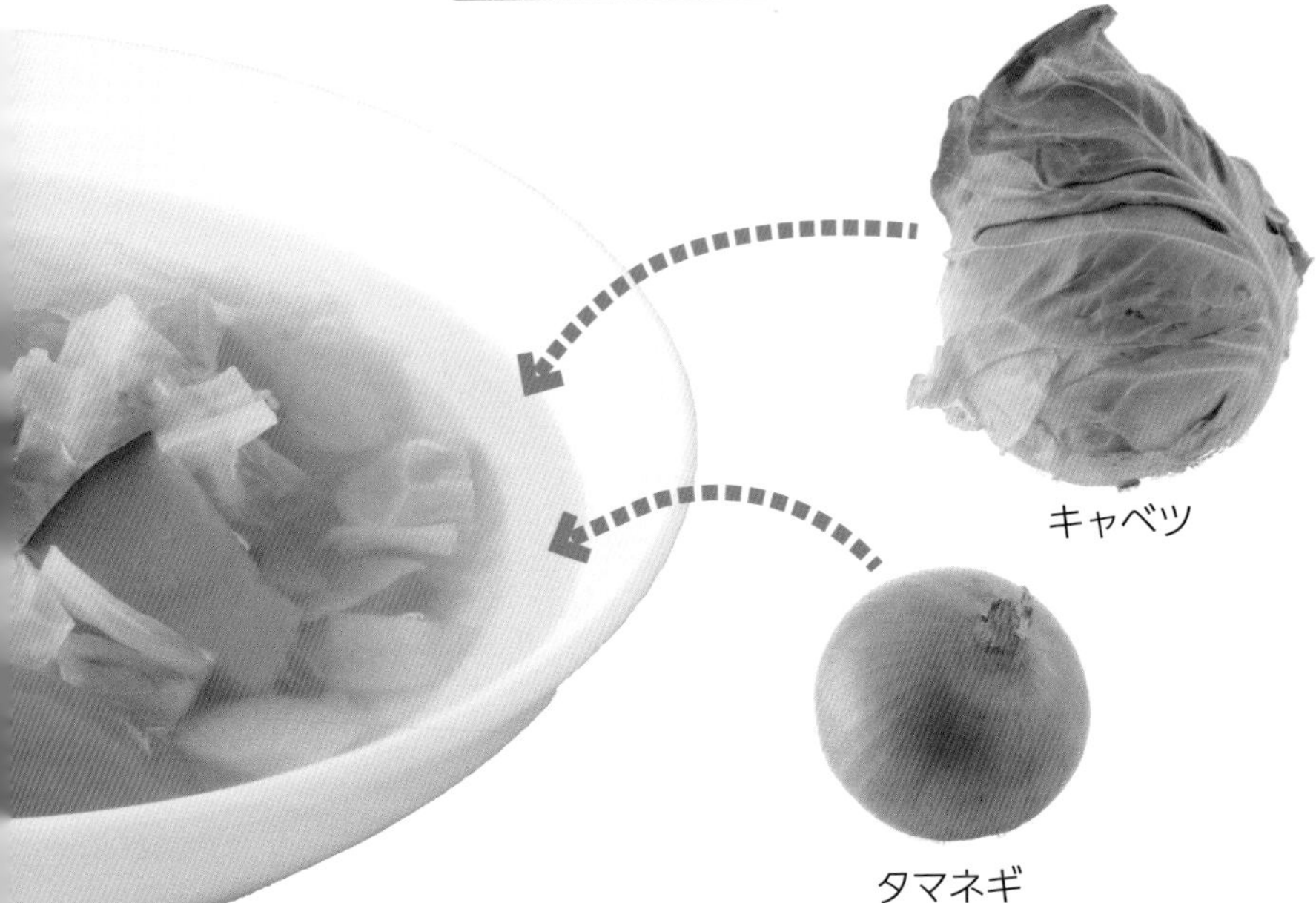

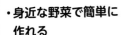

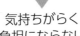

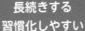

## 【効果】

- 生活習慣病の予防に必要な1日400gの野菜が無理なくとれる
- 満腹感があり食事の量が減る

↓

ダイエット作用で肝臓の脂肪が落ちる

↓

- ファイトケミカルの宝庫
- 抗酸化ビタミンが豊富

↓

抗酸化作用で、活性酸素による肝細胞の傷害を防ぐ

↓

- 食物繊維の宝庫

↓

血糖値の急上昇やインスリンの分泌量を抑えて、中性脂肪の産生や肥満を防ぐ
腸内環境がよくなる

↓

**危険な脂肪肝（ナッシュ）の発症を防ぎ、進行を抑える**

↓

**脂肪肝に効果的**

**肥満、糖尿病、高血圧、脂質異常症、がんにも有効**

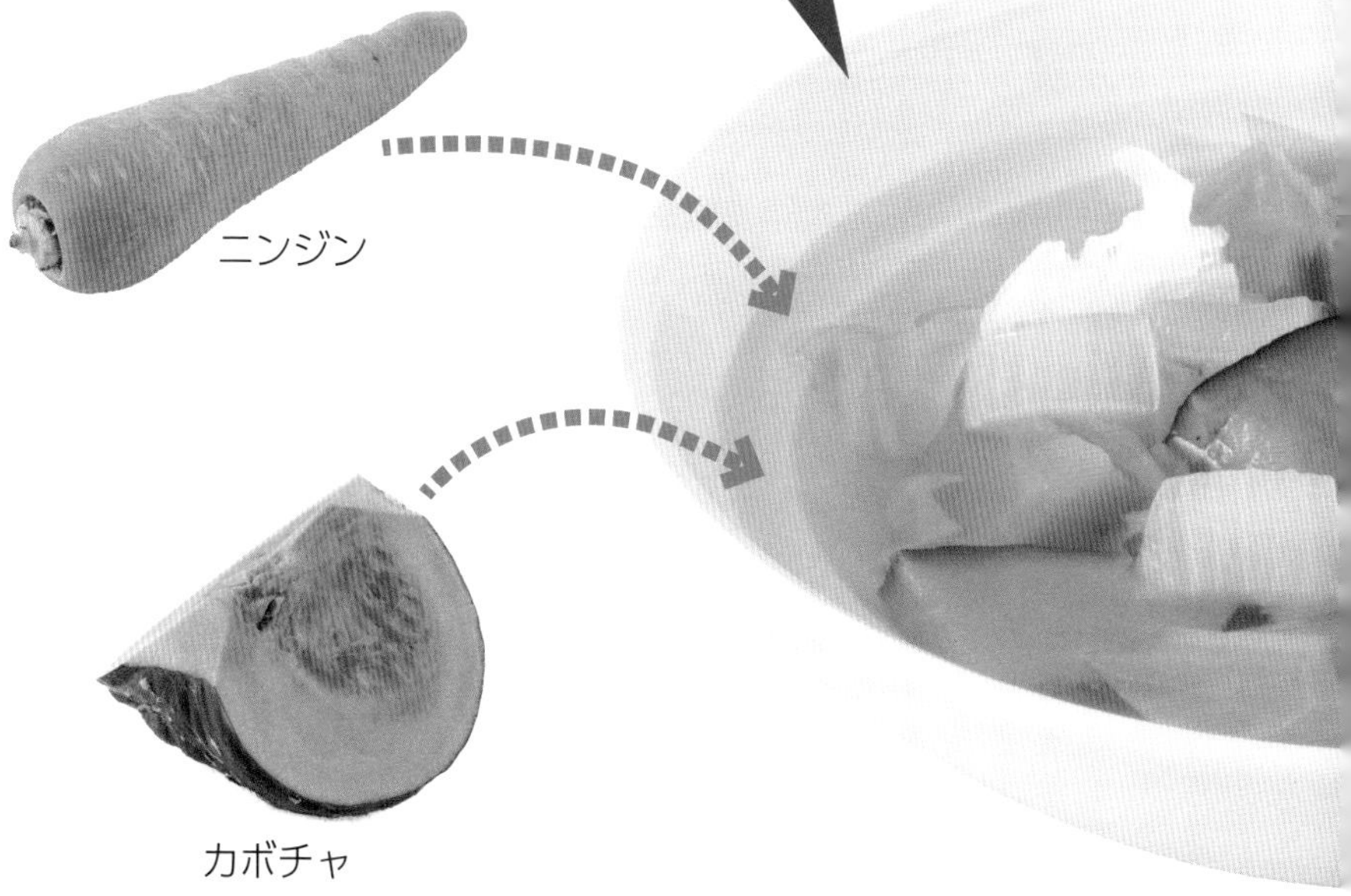

# ファイトケミカルスープの基本の材料

## 身近な4つの野菜 キャベツ・タマネギ・ニンジン・カボチャ

身近な4種類の野菜を切って煮込むだけで、野菜の有効成分「ファイトケミカル」がたっぷり溶け出したおいしいスープの出来上がり。

これだけで、厚生労働省が定めた、野菜の1日の摂取目標量（350〜400g）も、らくらくクリアできます。

**キャベツ**（100g）
よく水洗いして、一口大に切る。

**タマネギ**（100g）
外皮をむいて、根と先を切り落とし、一口大に切る。

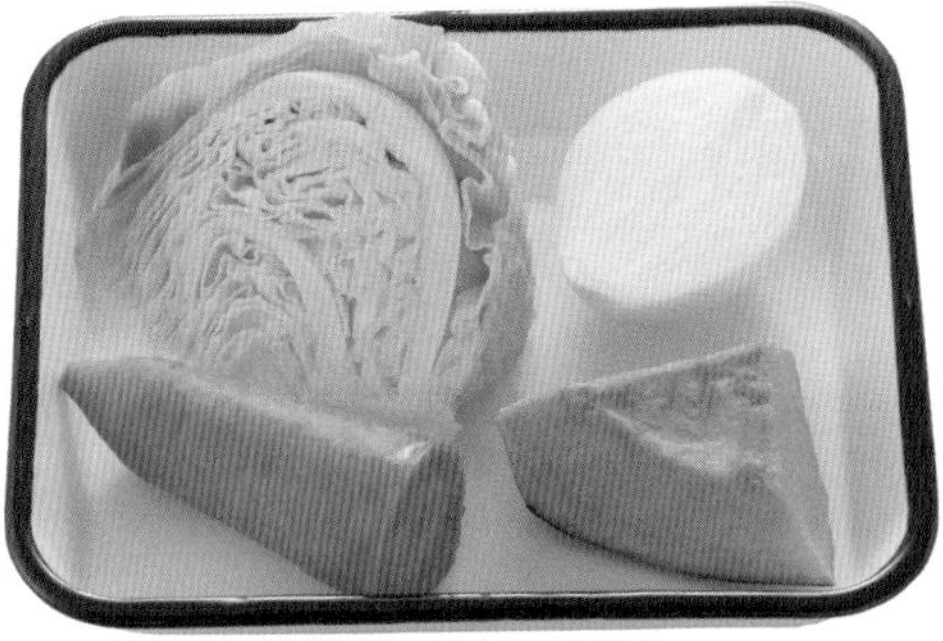

**ニンジン**（100g）
よく水洗いして、へたを切り落とし、皮はむかずに、一口大に切る。

**カボチャ**（100g）
よく水洗いして、ワタと種を取り除き、皮をむかずに、一口大に切る。
※硬くて切りにくい場合は、電子レンジで軽く温めると切りやすくなる。

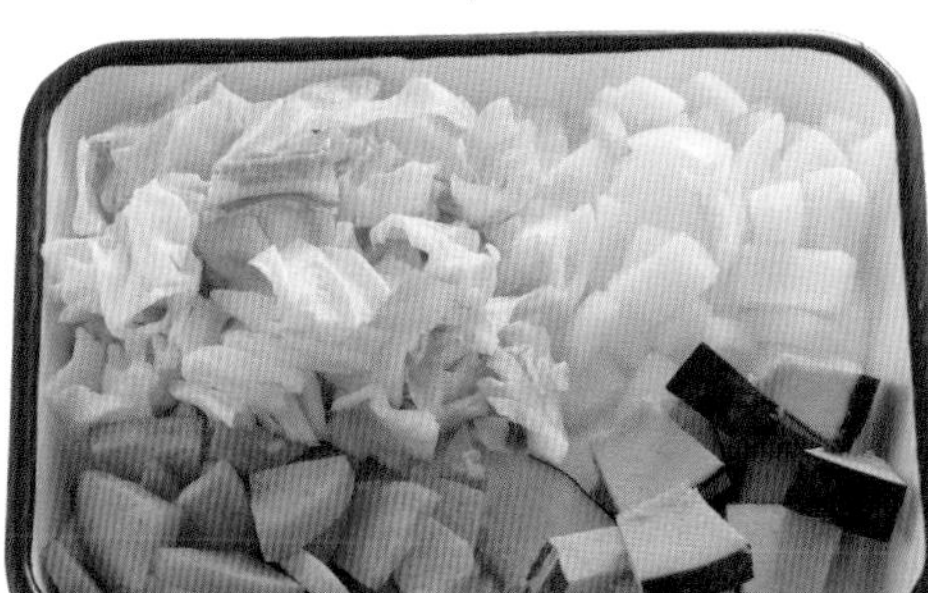

### 皮はむかず 皮ごと使う

皮の近くにもファイトケミカルが豊富です。
皮には食物繊維も多く含まれています。

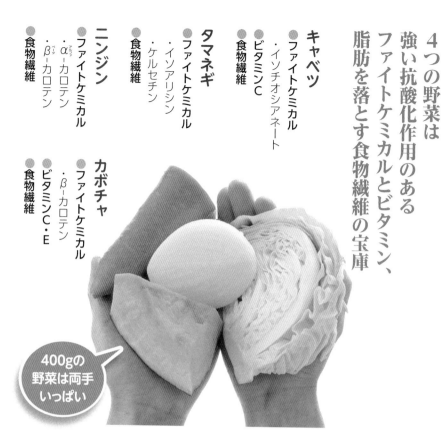

# 4つの野菜は強い抗酸化作用のあるファイトケミカルとビタミン、脂肪を落とす食物繊維の宝庫

**キャベツ**
- ファイトケミカル
  - ・イソチオシアネート
- ビタミンC
- 食物繊維

**タマネギ**
- ファイトケミカル
  - ・イソアリシン
  - ・ケルセチン
- 食物繊維

**ニンジン**
- ファイトケミカル
  - ・α《アルファ》-カロテン
  - ・β《ベータ》-カロテン
- 食物繊維

**カボチャ**
- ファイトケミカル
  - ・β-カロテン
- ビタミンC・E
- 食物繊維

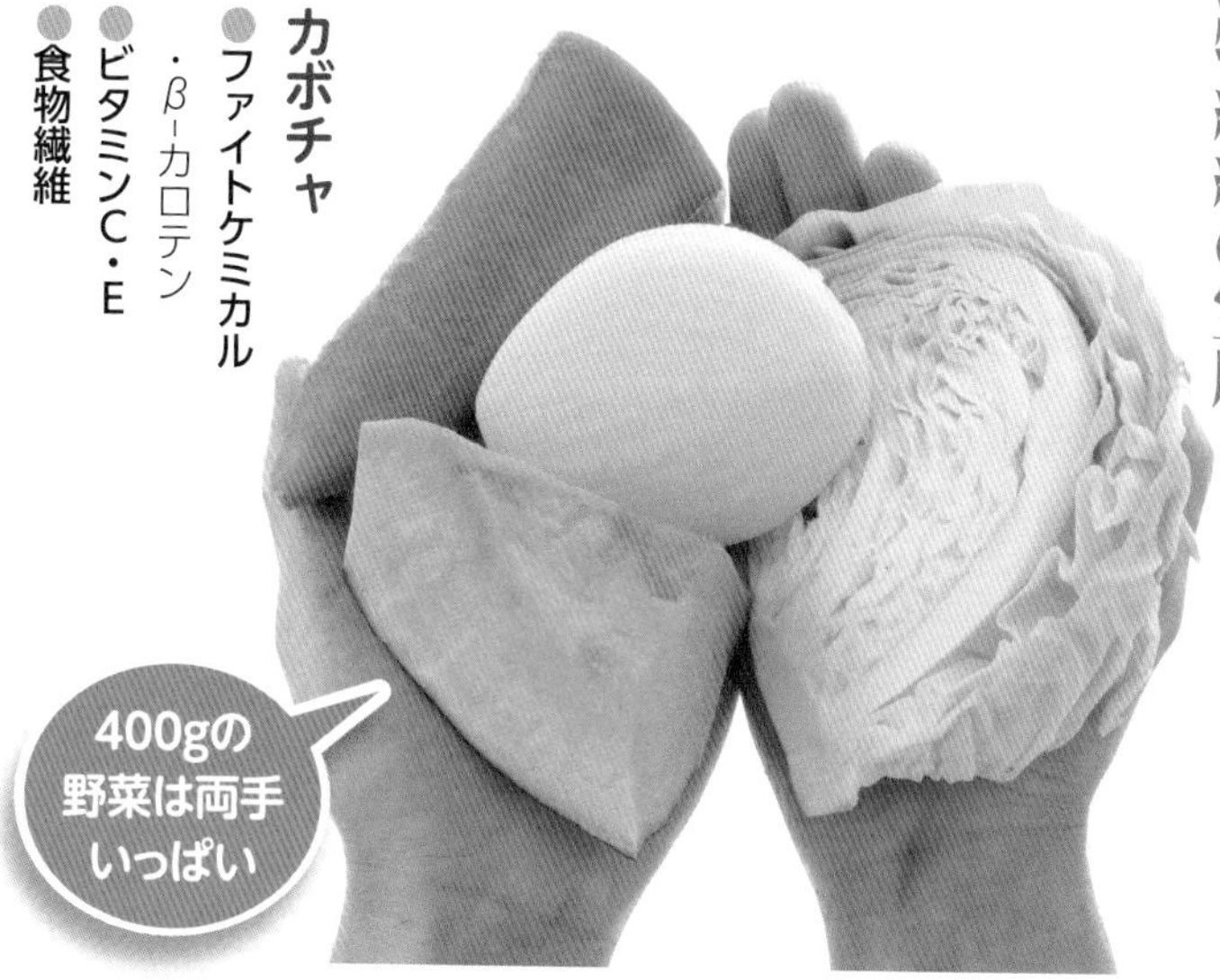


## 旬の野菜やキノコ、海藻を加えてもいい

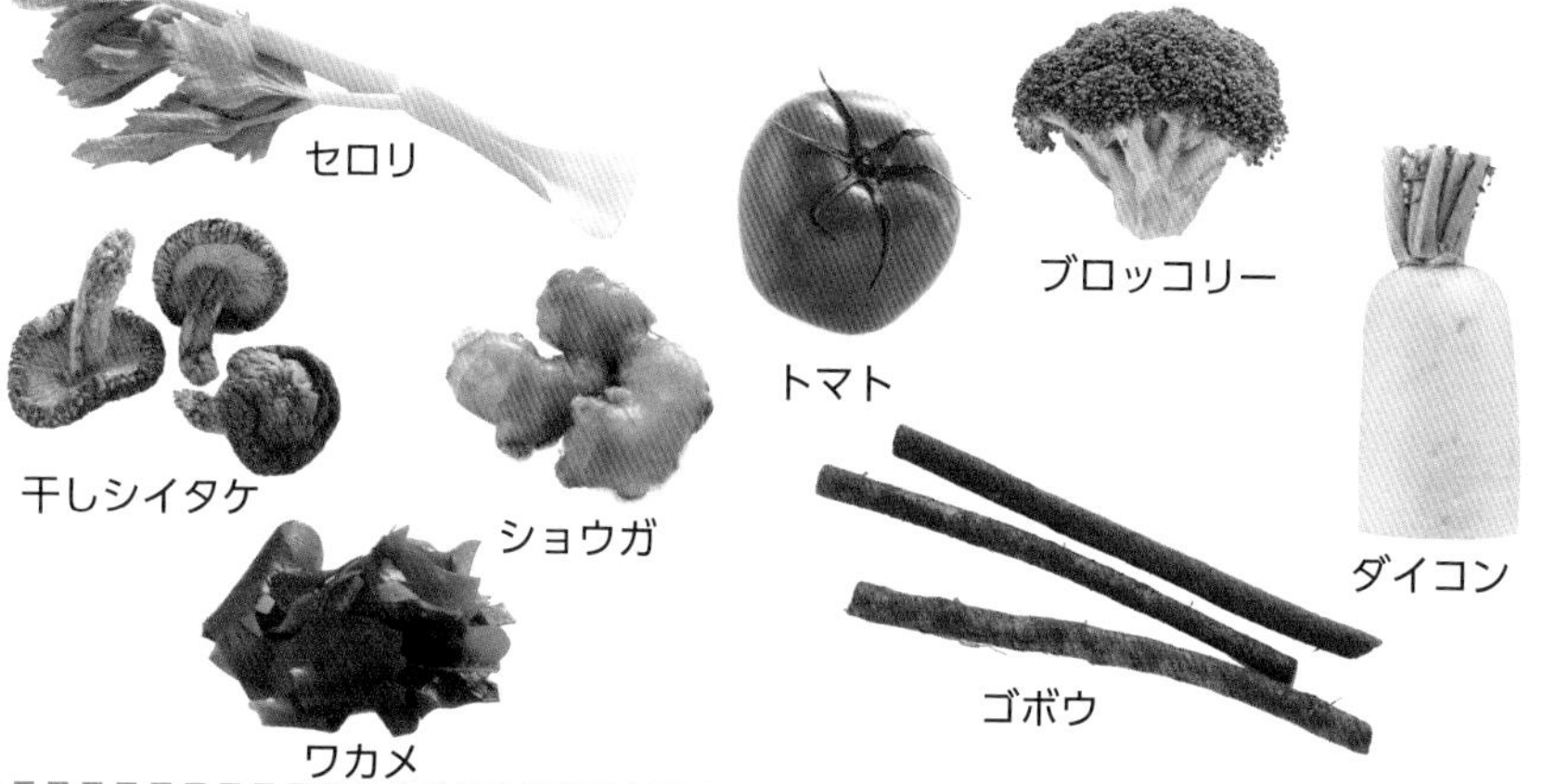


※野菜は、旬のもので新鮮な露地物を選びましょう。旬のものや自然の光をたっぷり浴びて育った野菜には、ファイトケミカルがたっぷり含まれています。

# ファイトケミカルスープの基本の作り方

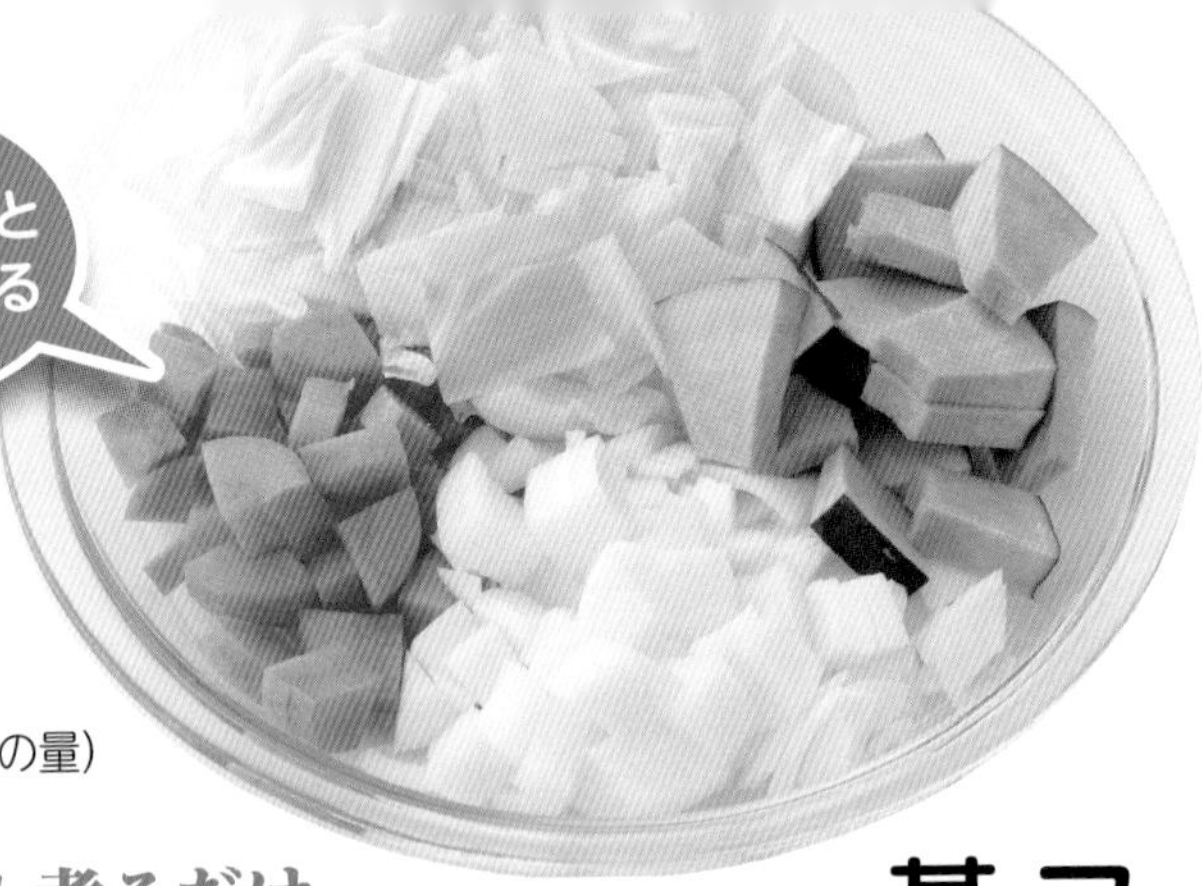


材料

キャベツ…100g
タマネギ…100g
ニンジン（皮付き）…100g
カボチャ（皮付き）…100g
水…約1ℓ（野菜が隠れるくらいの量）

## 野菜を20分コトコト煮るだけ

1 切った野菜と水を鍋に入れる。

※鍋は、ふたがしっかり閉まるものを使用する。できればホーロー鍋がお勧め。圧力鍋で作ってもかまわない。

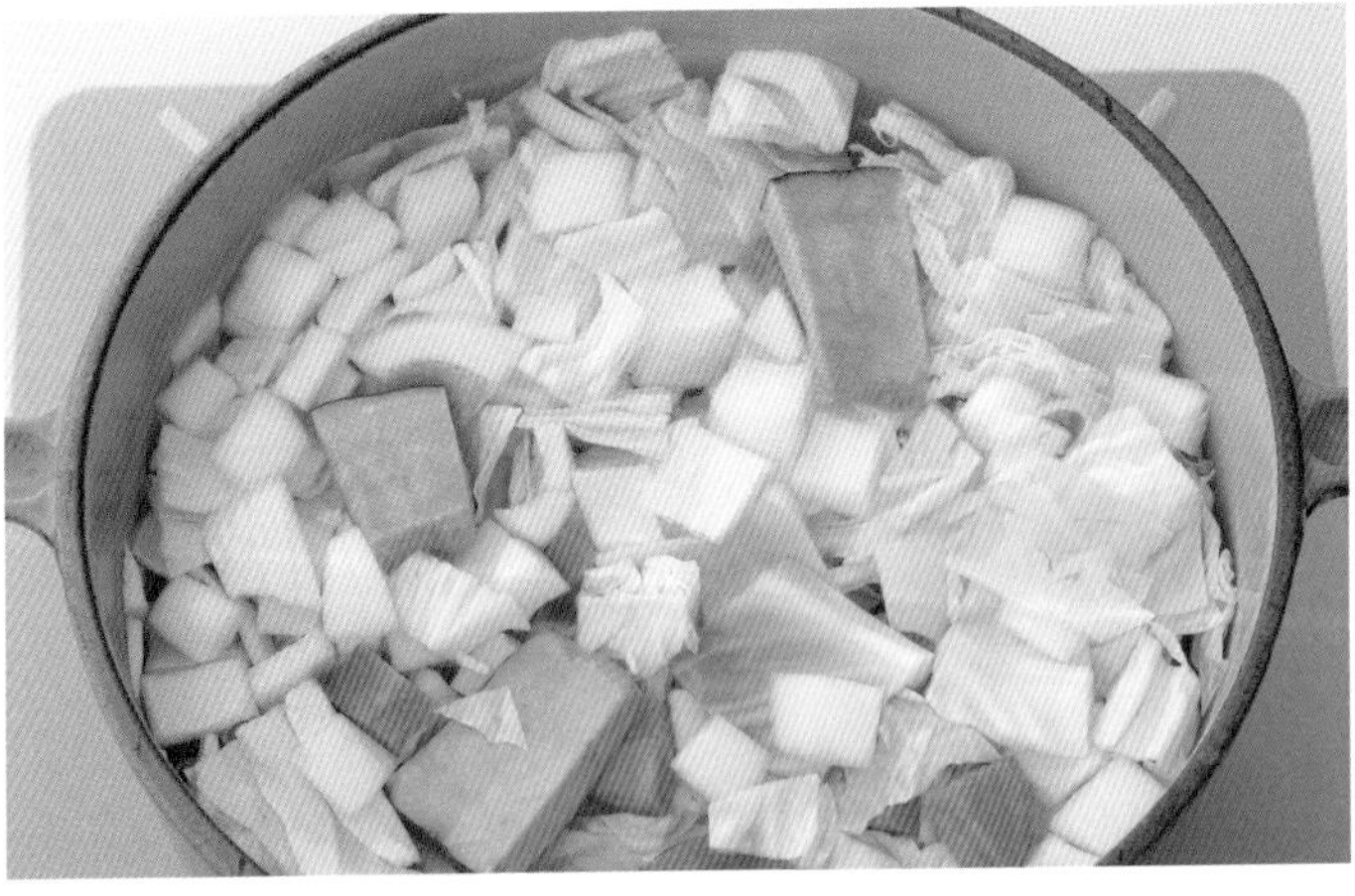

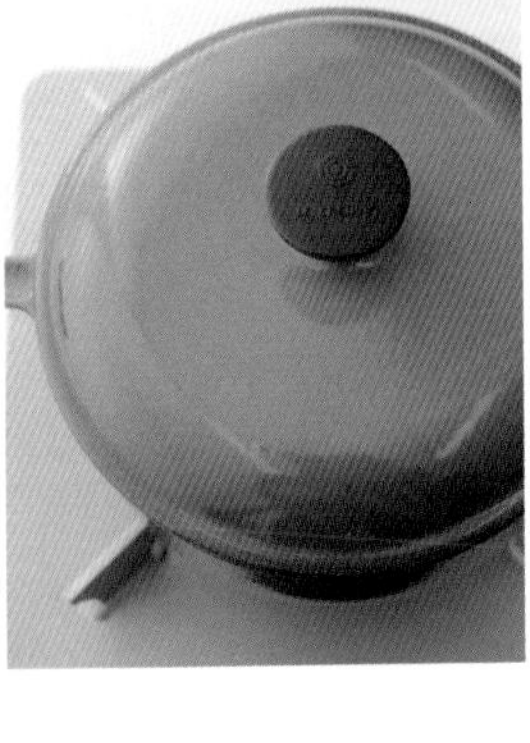

2 鍋のふたをして、強火にかける。

3 沸騰したら弱火にし、ふたをしたまま20分ほど煮る。

※ふたをするのは、野菜の水溶性の有効成分が飛ばないようにするため。
※カボチャは煮くずれしやすいので、先に他の野菜を入れて沸騰したら10分煮込み、その後にカボチャを入れて10分煮込むとよい。

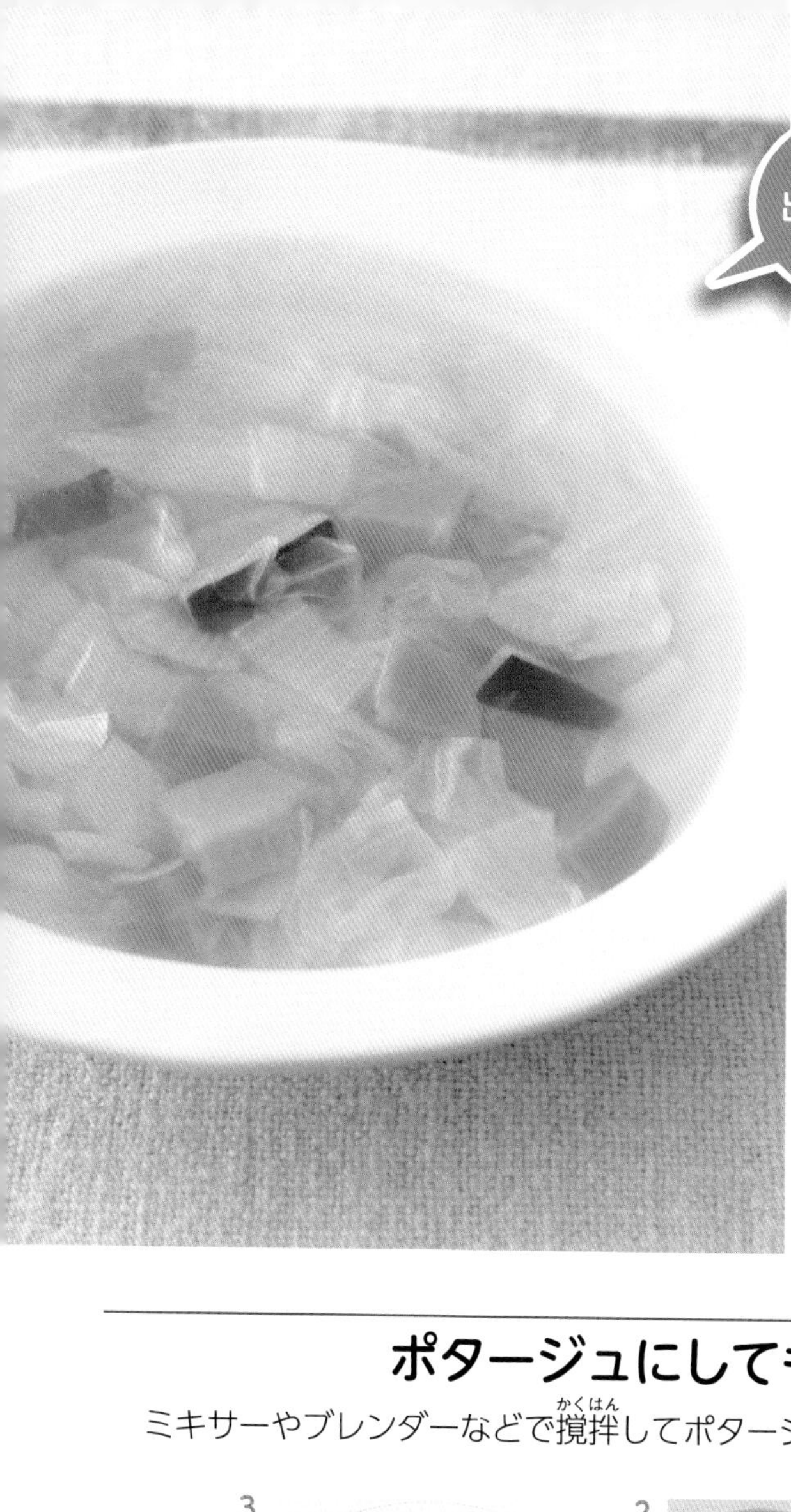


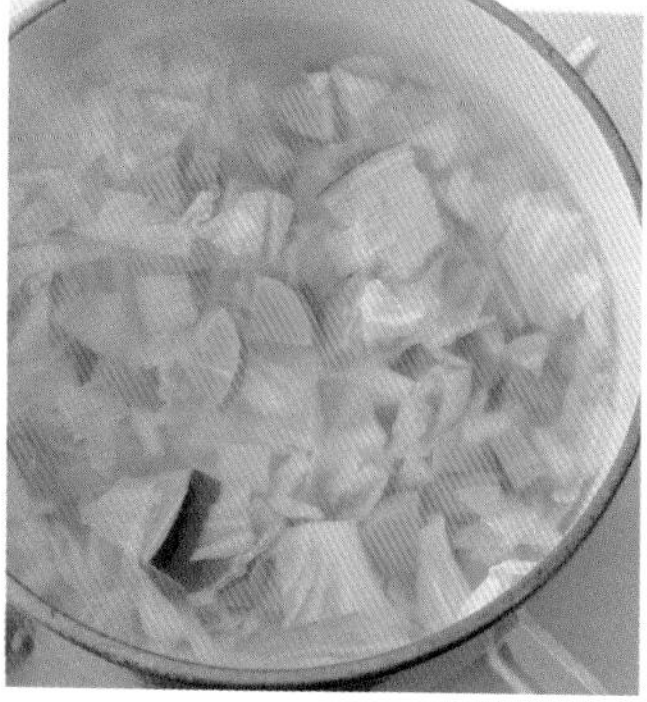

## 味付け

食塩などの調味料は原則としていっさい加えません。野菜本来の甘みとうまみで、おいしくいただけます。

※もし味にアクセントが欲しいときは、黒コショウやカレー粉、ハーブなどを入れると食べやすくなる。

---

## ポタージュにしてもいい

ミキサーやブレンダーなどで撹拌《かくはん》してポタージュにする方法もあります。

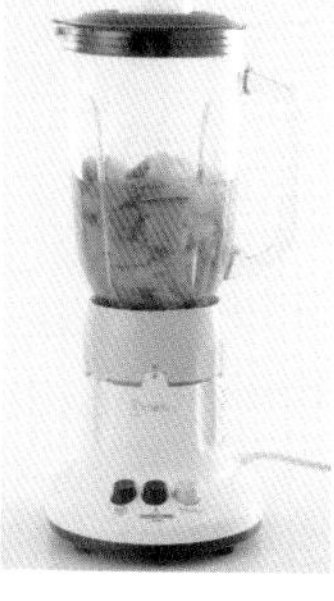

1 野菜スープを、そのままミキサーに入れる。

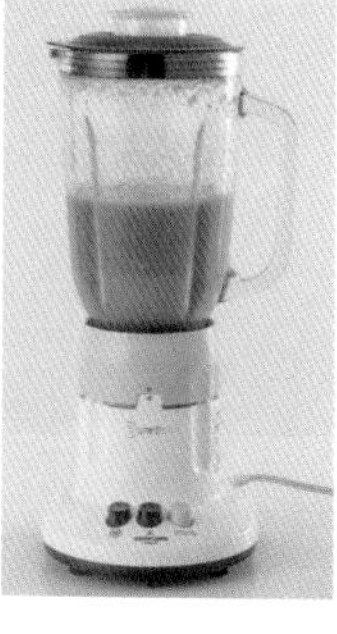

2 撹拌する。

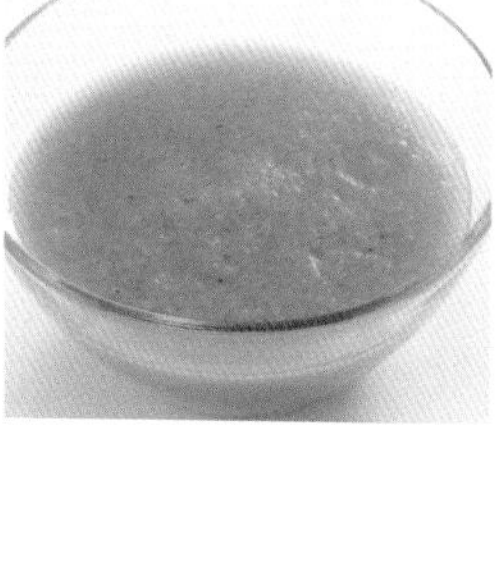

3 出来上がり。ポタージュは、そのままでもよいが、コショウやオリーブオイルなどを加えてもおいしい。

# ファイトケミカルスープの基本の飲み方・食べ方

## まずスープを飲み、後から具を食べる

1回に飲む・食べる量の目安

スープ(液体部分)200〜400mℓ
＋
具(適量)

これを1日に2〜3回、
食事の最初に飲みます。
ダイエット中の間食にも最適。
温かいままでも、冷たくしてもOKです。

おいしく飲む・食べるポイント

スープを味わうときはスープのみ、
具を食べるときは具のみ、といったふうに
分けたほうがおいしくいただけます。
具は、食前でも、食事中に他のおかずと一緒に
食べてもOKです。

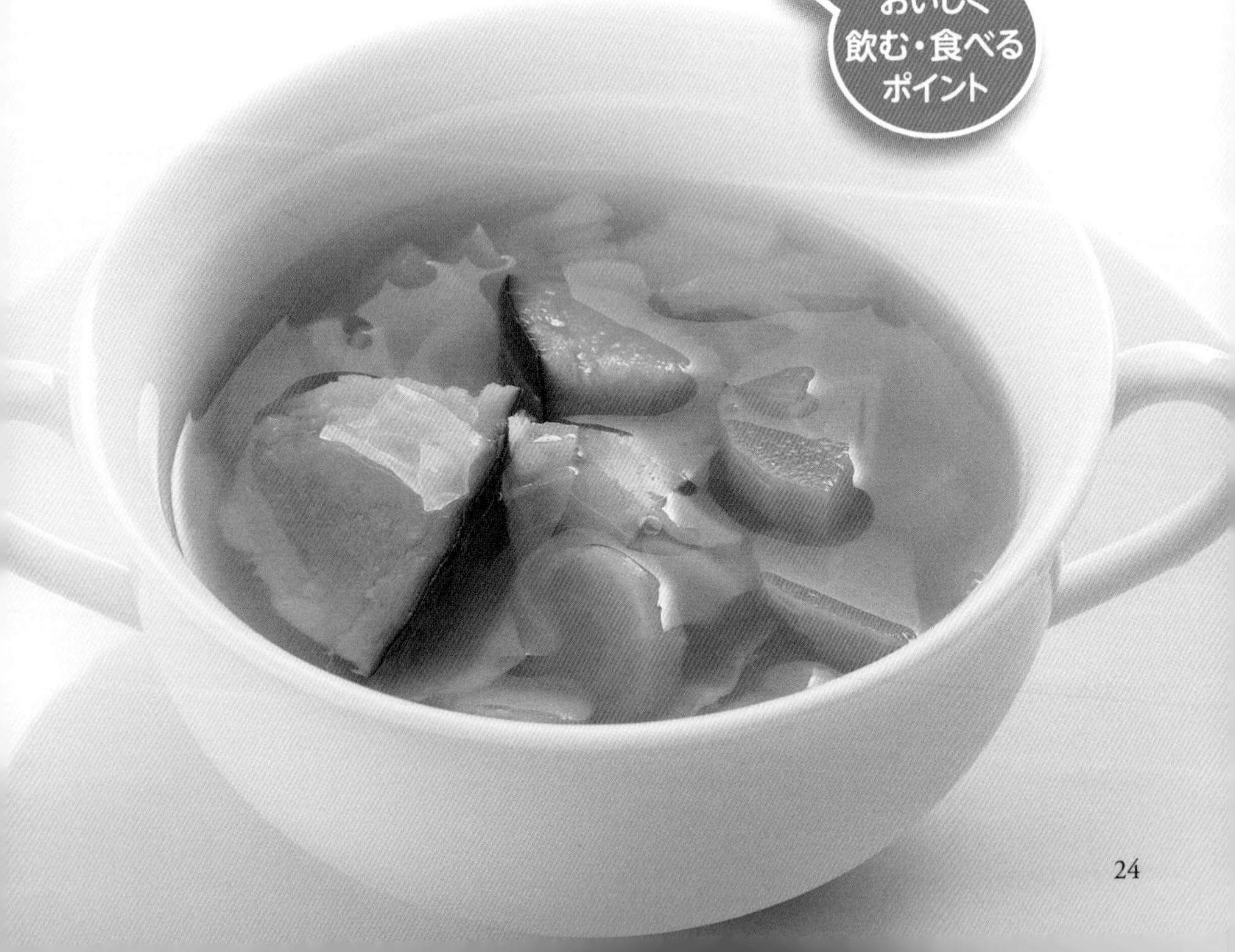

**体力が弱った人の場合**

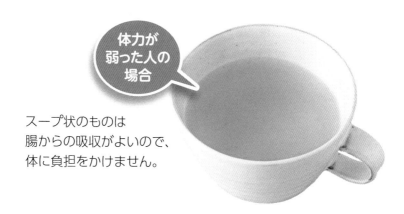

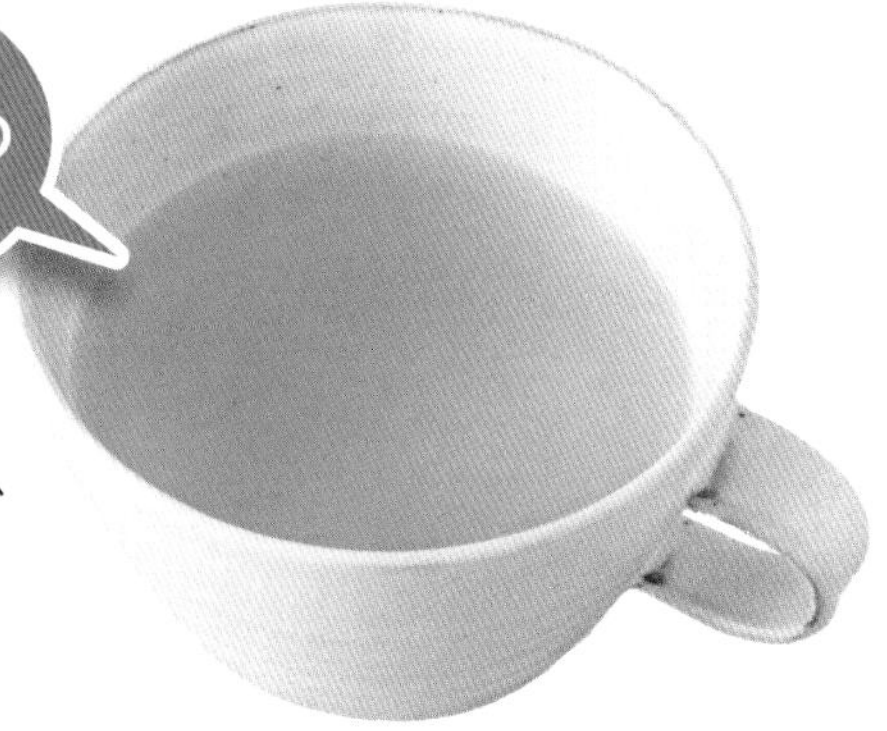

スープ状のものは
腸からの吸収がよいので、
体に負担をかけません。

## 効果を高める3つの決まり

### 1. 食事の最初にスープを飲む

食事の最初に飲む「野菜スープファースト」にしましょう。
血糖値の急激な上昇を防ぎ、ドカ食いも抑えられるので、ダイエットに効果的です。

### 2. 食塩を加えない

食塩などの調味料は加えません。スープに野菜の甘みやうまみが溶け出しているので、初めは薄味に感じても、飲んでいるうちに、味わい深く感じられるようになります。

※どうしても味にアクセントをつけたい場合は、コショウやカレー粉、トウガラシなどのスパイスや、味噌、ハーブ類などを加える。

### 3. 具も食べる

ファイトケミカルは、スープに溶け出していますが、具にもファイトケミカルや不溶性の食物繊維などの有効成分がまだ残っているので、なるべく食べるようにしてください。

ふりかけやゴマ、しょうゆ、オリーブオイルをかけて食べてかまいません。

# ファイトケミカルスープの保存法&携帯

## 作り置きできるので超便利！心に余裕が生まれる

ファイトケミカルスープは、保存ができるのでとても便利です。保存期間内であれば、風味も健康効果も変わらないので、まとめて作り、冷蔵か冷凍のいずれかで保存しましょう。

温め直しても成分が壊れることはありません。

作り置きしておけば、スープ作りが負担にならず、心に余裕も生まれます。

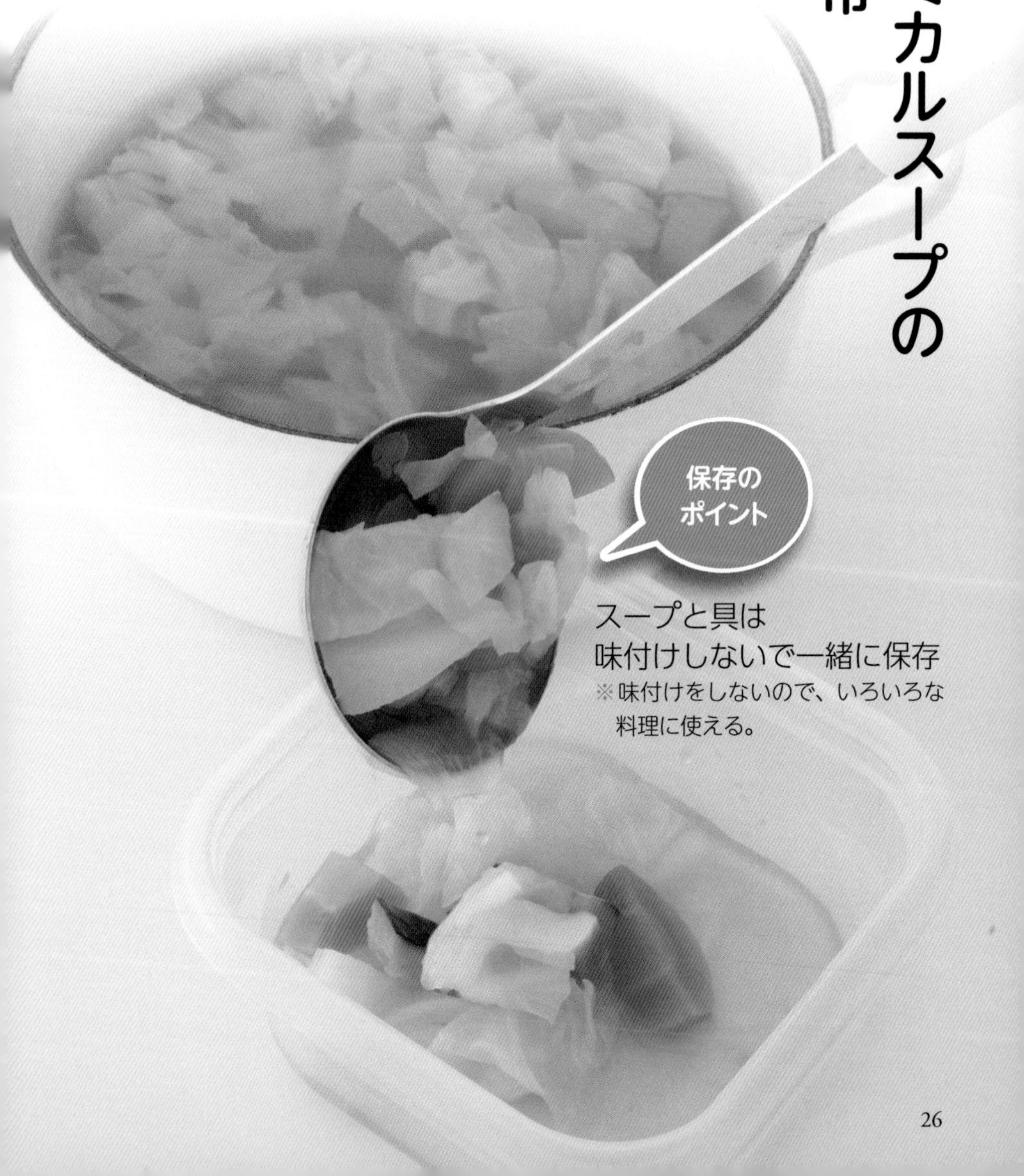

保存のポイント

スープと具は
味付けしないで一緒に保存

※味付けをしないので、いろいろな料理に使える。

## 冷凍保存

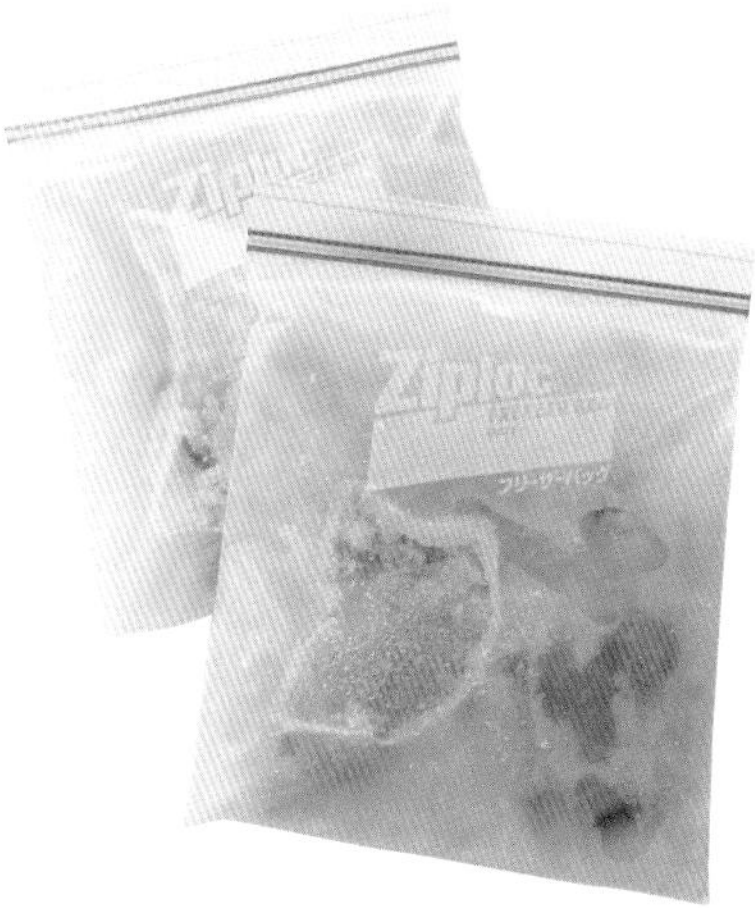

冷凍保存対応のふたの閉まる容器か、冷凍用のジッパー付き保存袋などに移し、冷凍庫で凍らせて保存する。
※１回分ずつ小分けにして凍らせると便利。

**保存期間**

２～３週間程度。

**飲み方・食べ方**

冷蔵庫や室温、電子レンジなどで解凍して飲む。

## ポタージュで保存してもいい

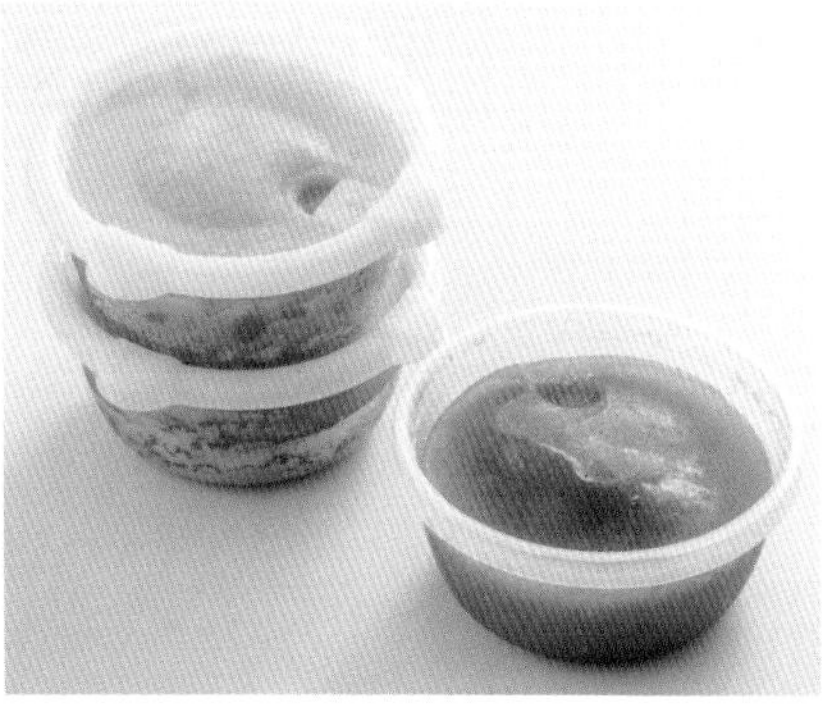

## 冷蔵保存

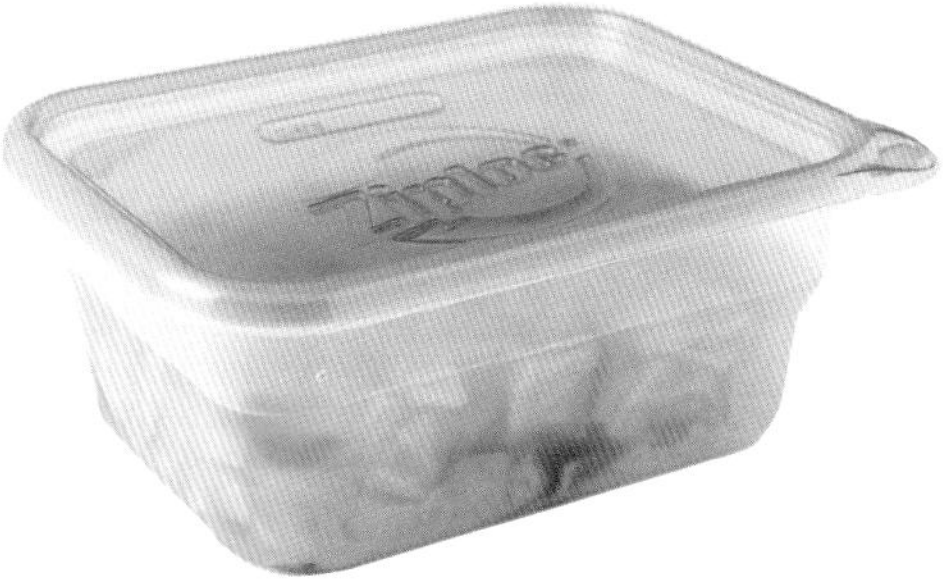

ふたの閉まる適当な容器に移し、冷蔵庫で保存する。

**保存期間**

風味が変わるので、作ってから2～3日で飲みきる。

**飲み方・食べ方**

鍋や電子レンジなどで温め直して飲む。冷たいままでもかまわない。

携帯してランチにも食べよう!

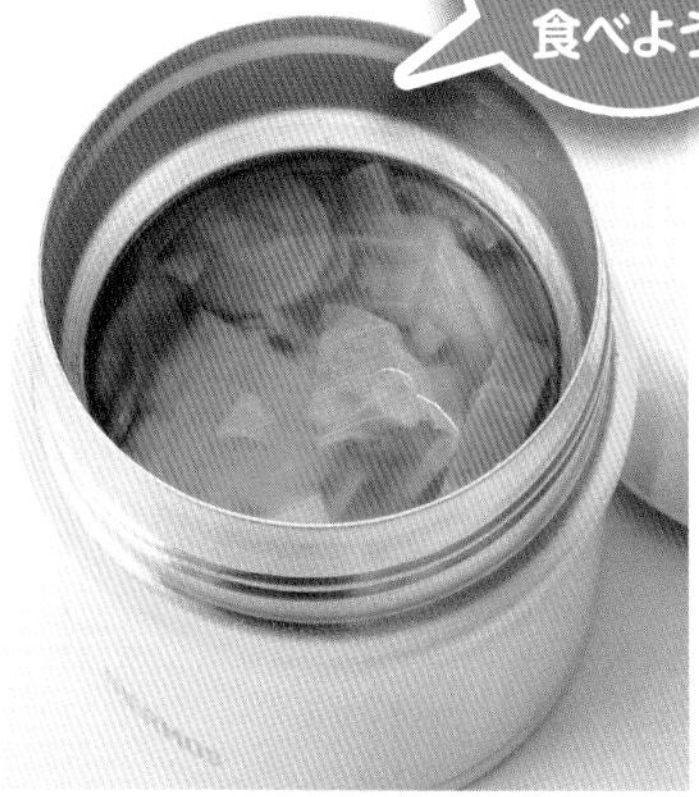

スープ用の保温容器に入れれば、外に持って行けます。ランチにも温かいスープを楽しむことができます。

# ファイトケミカルスープの野菜は まるごと活用する！

## 野菜に捨てるところはない 皮・種・ヘタ・根っこは ファイトケミカルの宝庫

ファイトケミカルは、実は野菜の皮や種・ヘタにも豊富に含まれています。

植物の表皮は紫外線や害虫、細菌から身を守るために、種は子孫を残すために、他の部分に比べてファイトケミカルや栄養分が多いのです。

また、ヘタや根の部分にも、成長するための栄養分が凝縮されています。

しかし、普段の調理では、ここを捨ててしまいがちで、もったいないことです。

## ざるに入れて煮る

1 野菜の切れ端を、水でよく洗ってざるに入れる。

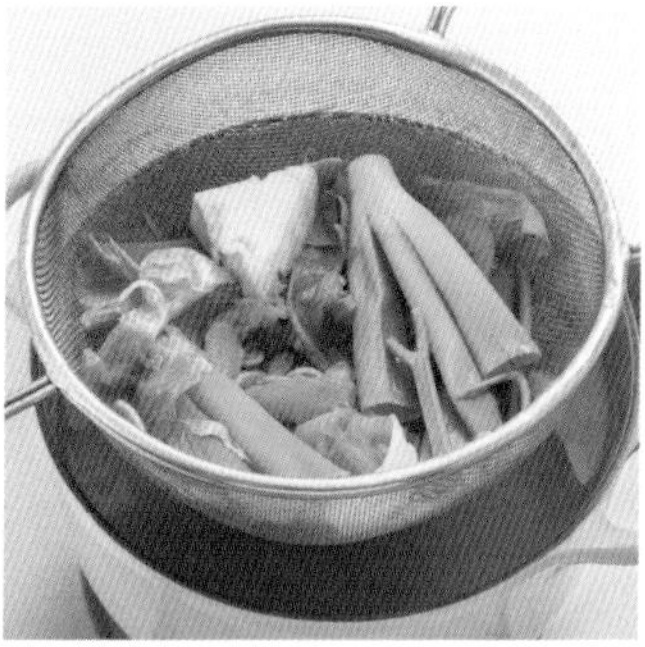

2 鍋に水を入れて、ざるごと鍋に入れる。

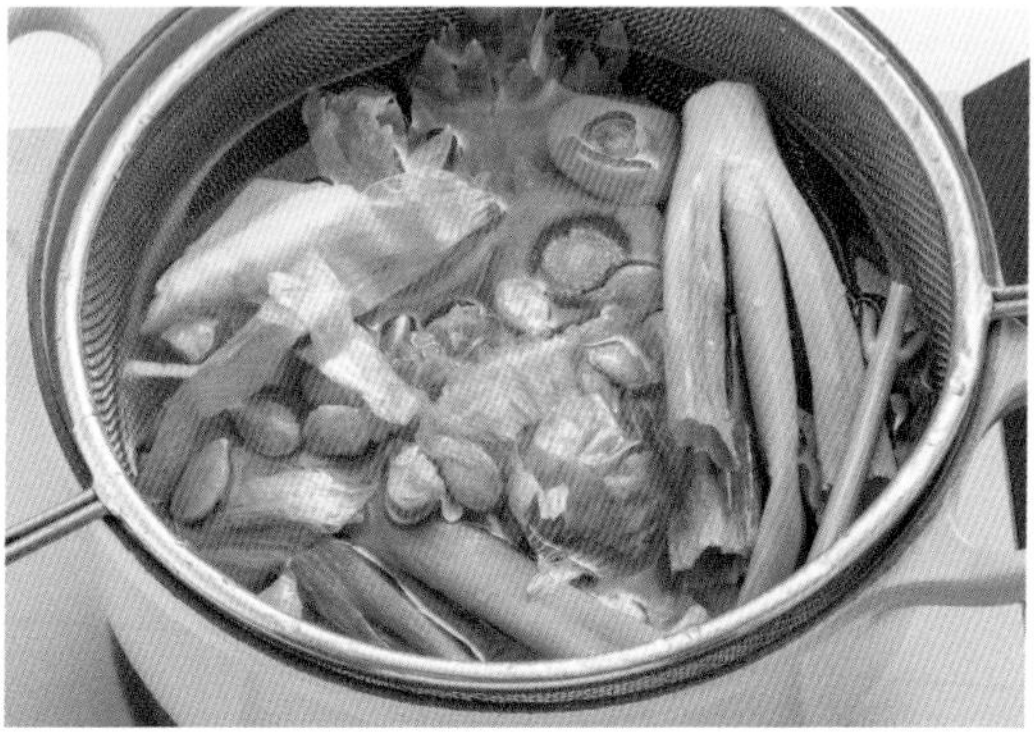

3 弱火で20分ほど煮る。何も加えない。

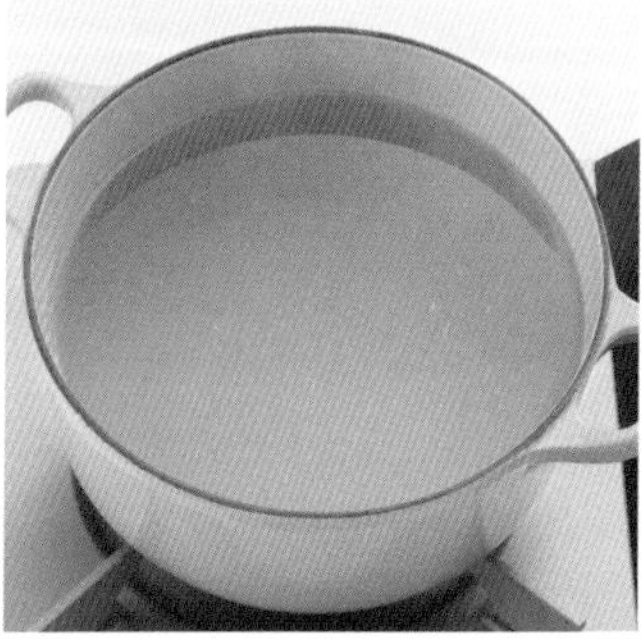

4 ざるを上げる。

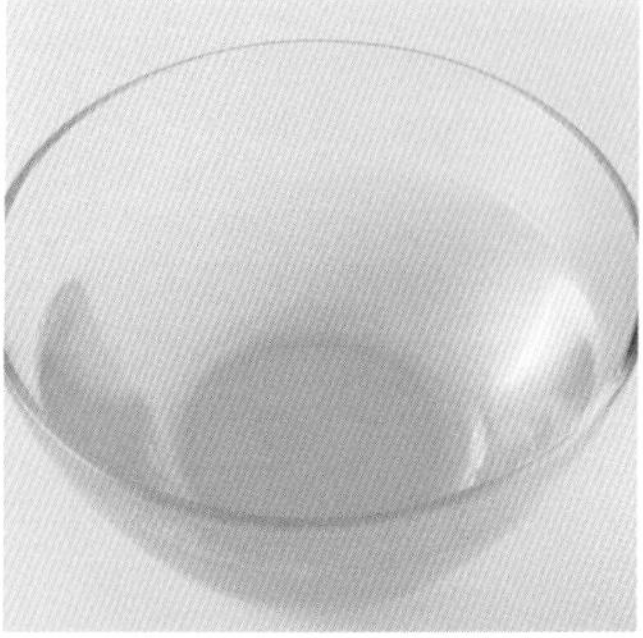

5 ファイトケミカルとうまみたっぷりの黄金色の野菜だし(ベジブロス)。和洋中、どんな料理にも使える。

左上から右回りに⇒タマネギの皮、カボチャの種とわた、キャベツの芯、ニンジンのへた、ネギの青いところ、パセリの茎、セロリの葉

※キノコの軸や石づきもよい
※果物の皮や芯もよい(リンゴとナシの写真が38ページ下にあります)

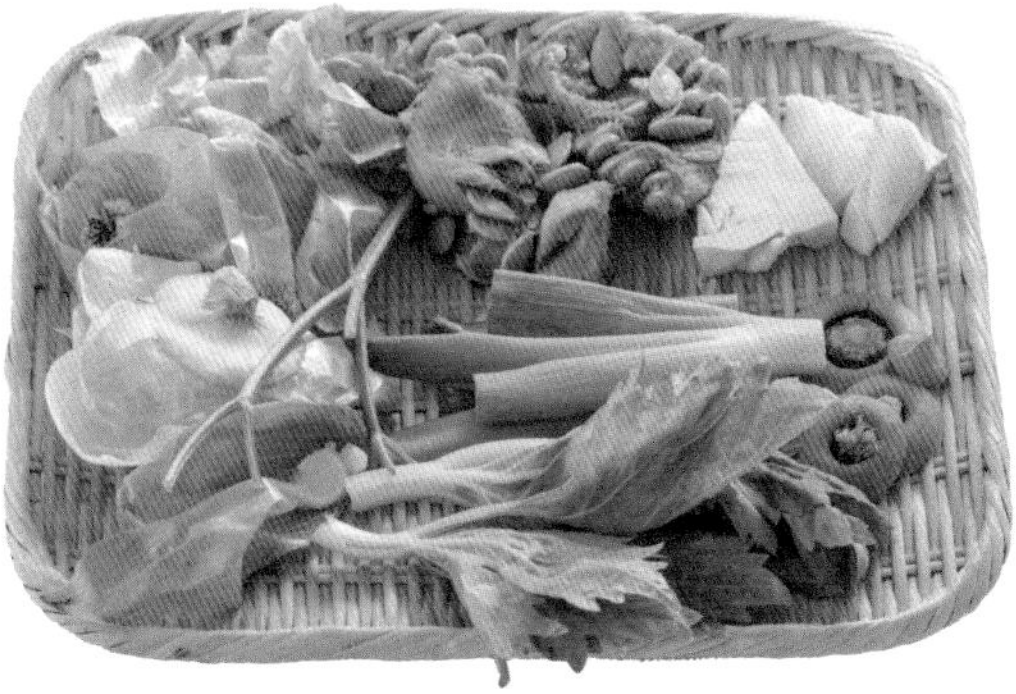

野菜の皮や種も上手に利用しましょう。おいしい「野菜だし(ベジブロス)」になります。

## スープを作るときいっしょに煮てもよい

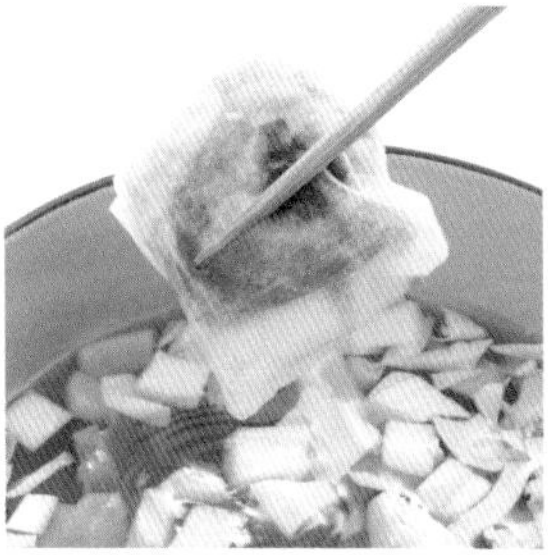

袋は煮た後取り出す。

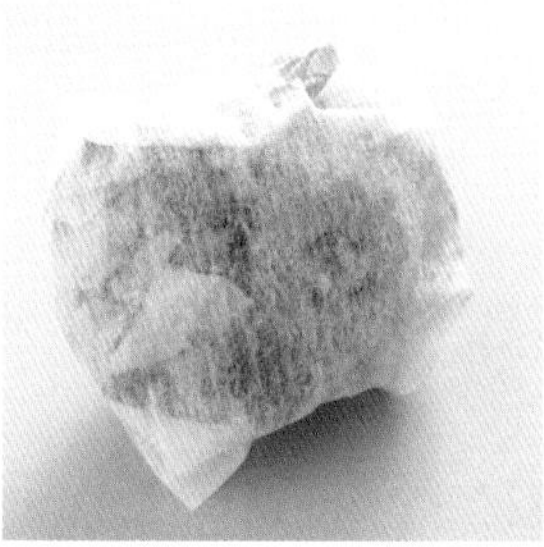

袋ごと野菜スープと一緒に煮出す。

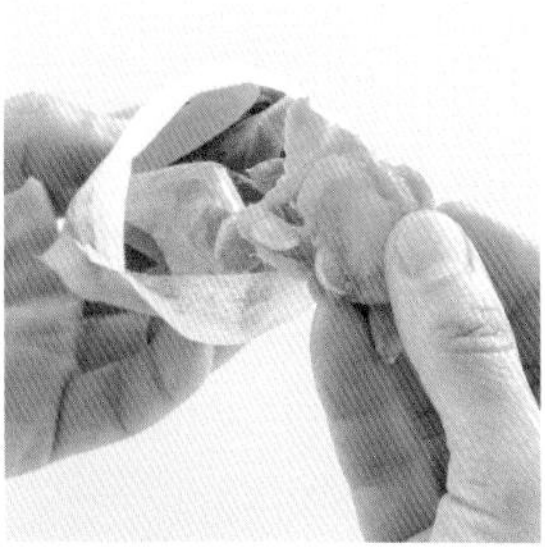

お茶っ葉の袋や不織布に入れる。

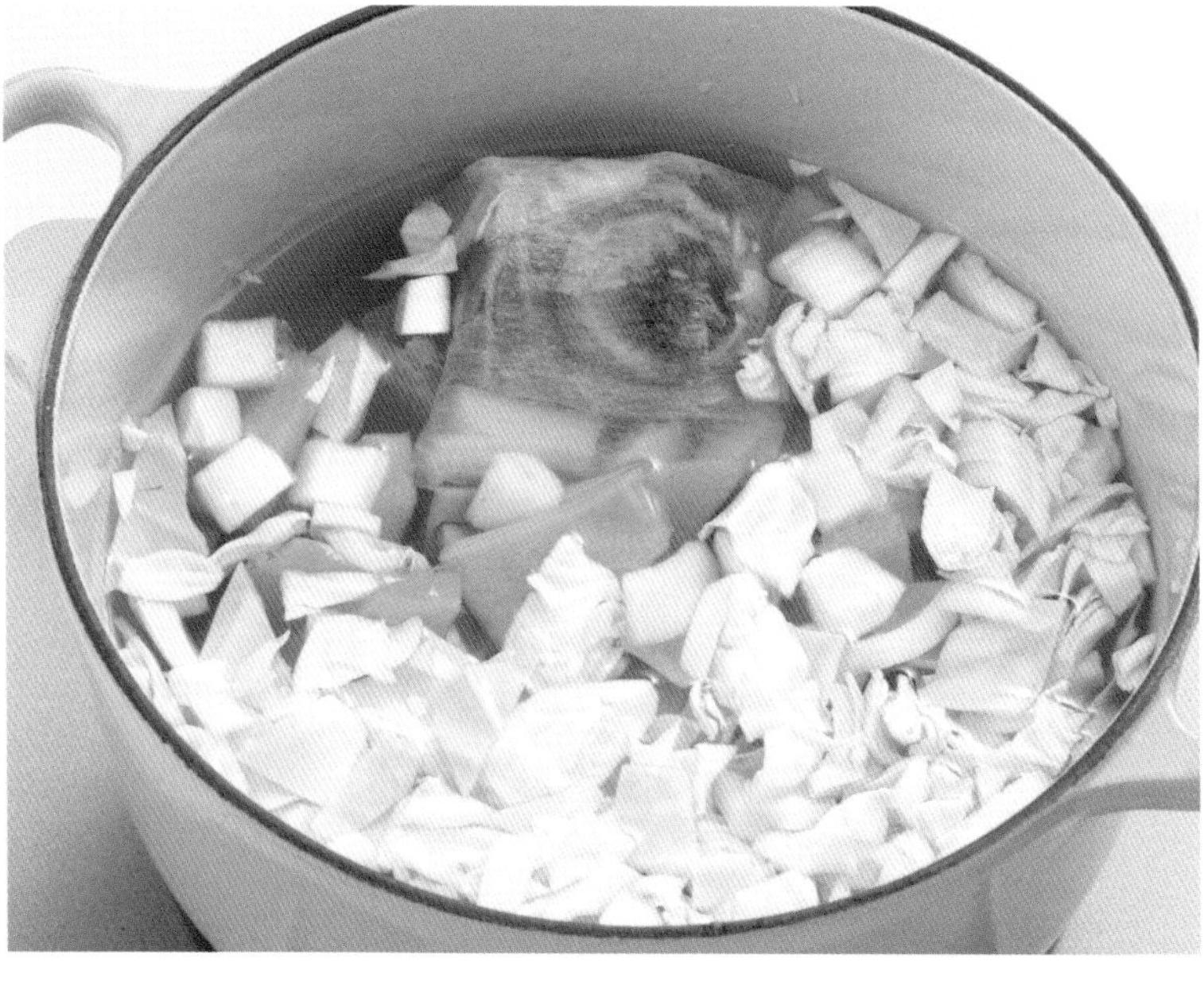

スープ
＋
ちょい足し

# ファイトケミカルスープにちょい足しで
# 万能素材！ バリエーションは自在

ファイトケミカルスープは、味付けをしないので
作り置きをしておけばいろいろな料理に使えて便利です。
スープに、好みの具材をちょい足しするだけで立派な一品となります。
スープを作り置きしておくと、メニューを考える際、心に余裕も生まれます。

## ブロッコリー入りスープ

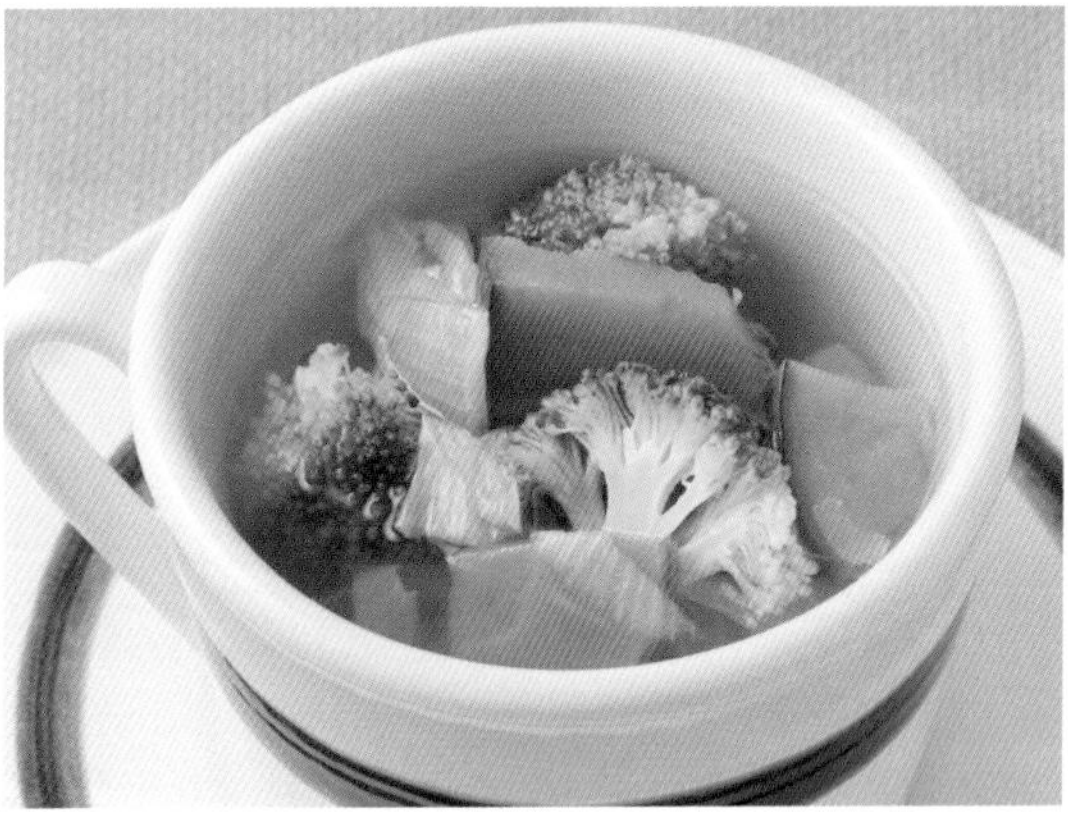

**材料（１人分）**

ファイトケミカルスープ…200g
ブロッコリー…４房

**作り方**

❶スープ、ブロッコリーを小さな鍋に入れ、蓋をして火にかける。
❷ブロッコリーが柔らかくなったら器に盛る。

## ワカメとショウガ入りスープ

**材料（１人分）**

ファイトケミカルスープ…200g
カットワカメ（乾燥）
…小さじ１（1g）
ショウガ…少々

**作り方**

❶スープ、カットワカメを小さな鍋に入れ、ふたをして火にかける。
❷ワカメが戻ったら器に盛り、すり下ろしたショウガをのせる。

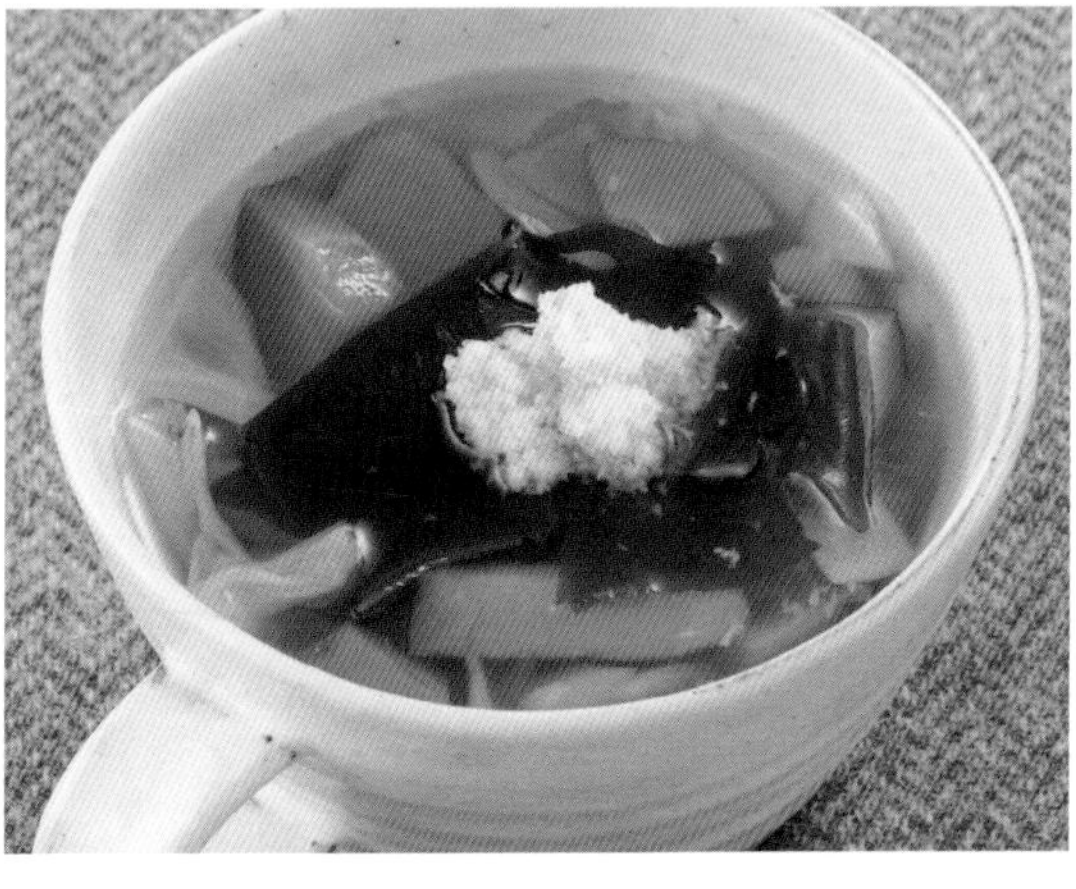

## 根菜入りスープ

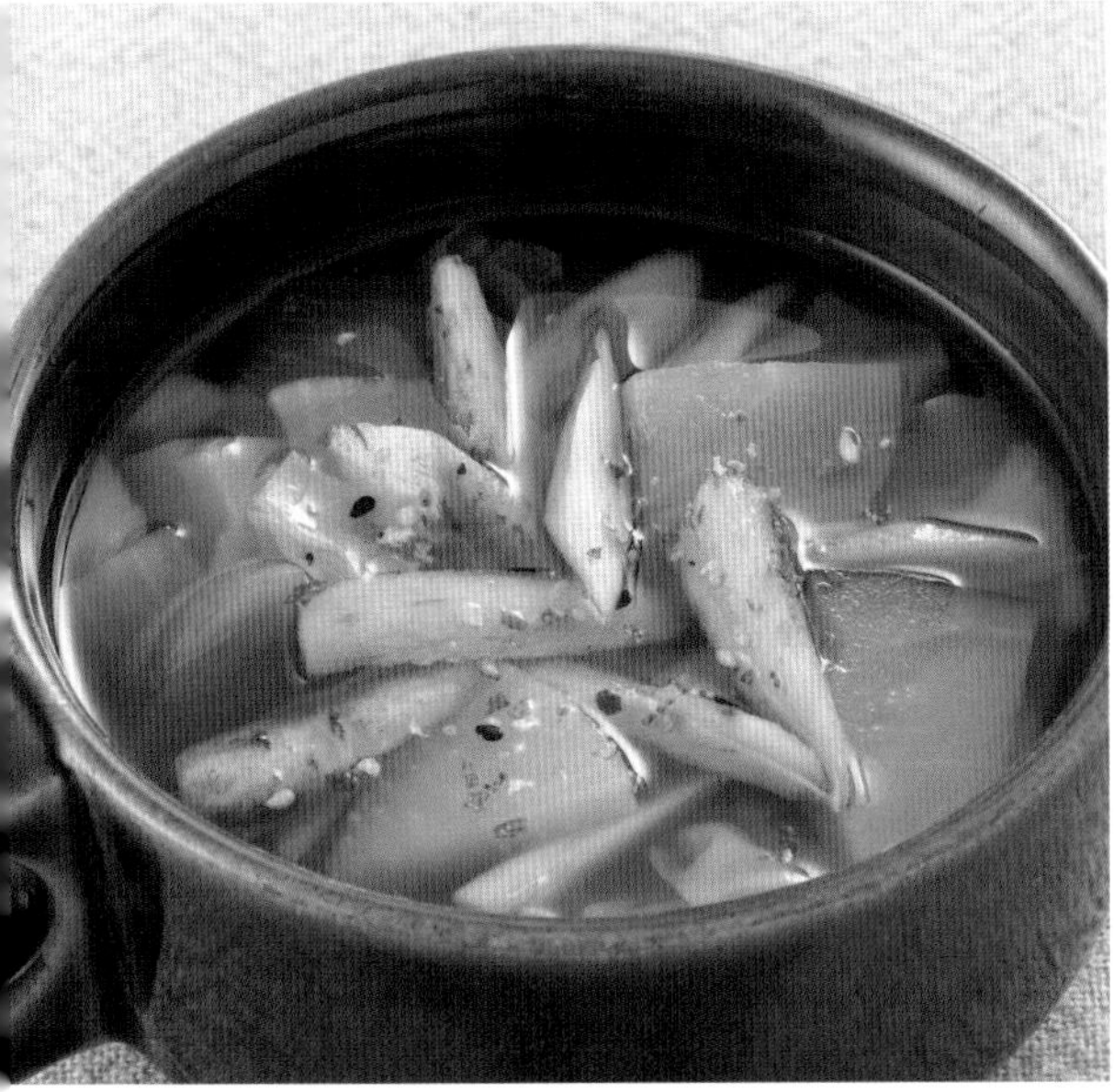

**材料(1人分)**

ファイトケミカルスープ…250g
ダイコン…30g
ゴボウ…20g
七味唐辛子…少々

**作り方**

❶ ダイコンはイチョウ切りに、ゴボウはささがきにする(アク抜きはしない)。
❷ スープ、ダイコンとゴボウを小さな鍋に入れ、ふたをして火にかける。
❸ ダイコンとゴボウが柔らかくなったら器に盛り、七味唐辛子をふる。

## シイタケ入りスープ

**材料(1人分)**

ファイトケミカルスープ…250g
干しシイタケ…小2枚

**作り方**

❶ 干しシイタケは早く戻るように、軸をとり、手で小さく砕く。
❷ スープと①の干しシイタケを小さなボウルに入れ、ラップで落としぶたをして最低2時間ほどおいてシイタケを戻す。
❸ ②を鍋に移し、ふたをして火にかける。2～3分ほど煮て器に盛る。

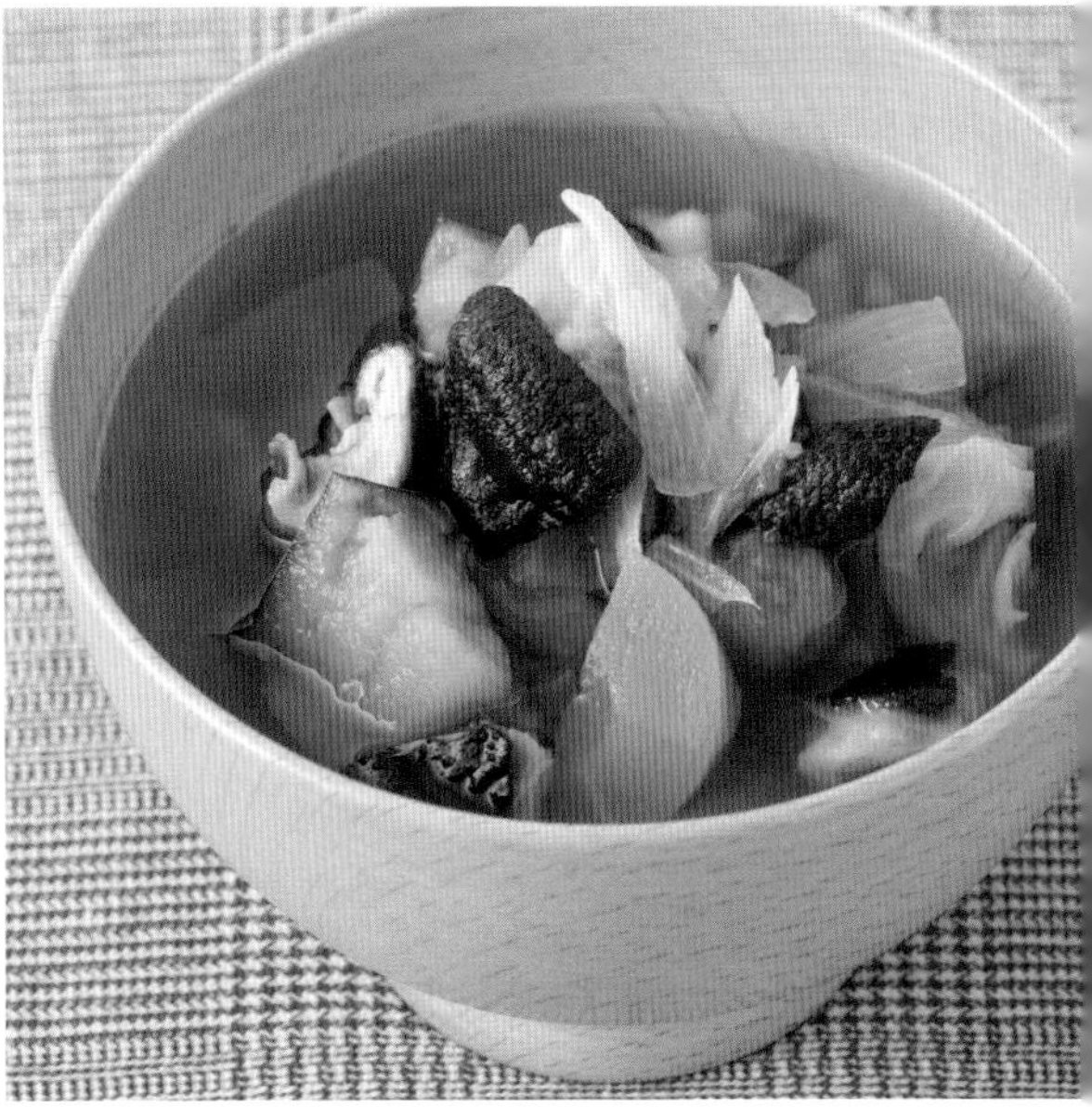

## みそ汁

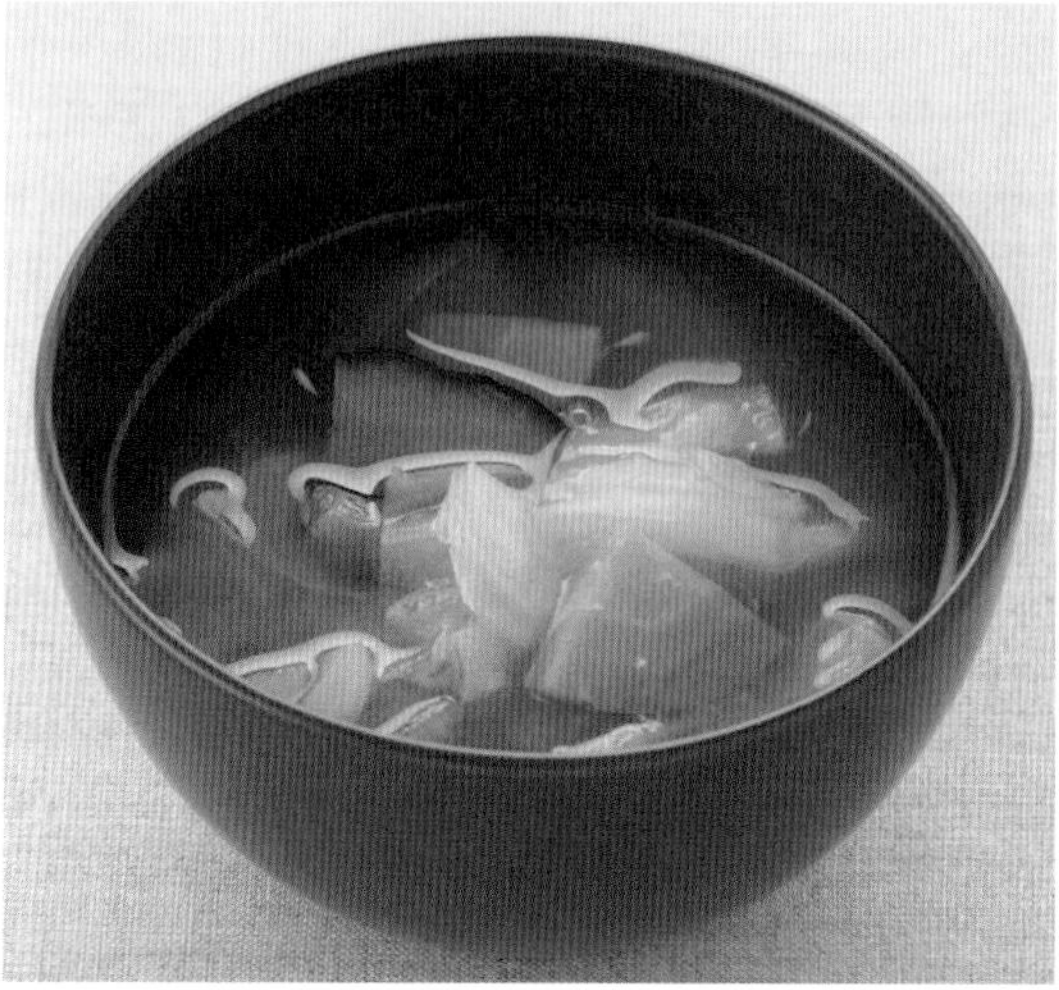

**材料（1人分）**

ファイトケミカルスープ…150g
みそ…大さじ1/2
ショウガ汁…少々

**作り方**

❶スープを鍋で温め、みそを溶く。
❷器に盛り、ショウガ汁をかける。

## スープカレー

**材料（1人分）**

ファイトケミカルスープ…250g
鶏手羽中…2本
塩、粗挽きコショウ…各少々
カレー粉…小さじ1
オリーブオイル…少々
しょうゆ、酢…各少々
ごはん…1人分
ピクルス（あれば）…2本

**作り方**

❶鶏手羽中は縦半分に切り、塩、コショウをまぶしておく。
❷鍋にオリーブオイルを入れ熱し、①の鶏手羽中を周りが白くなるまで炒める。鶏手羽中にまぶすようにカレー粉を加え、こんがりと炒める。
❸②にスープを加え12〜13分、鶏手羽中が柔らかくなるまで煮る。
❹しょうゆ、酢で味を調え器に盛り、ごはんとピクルスを添える。

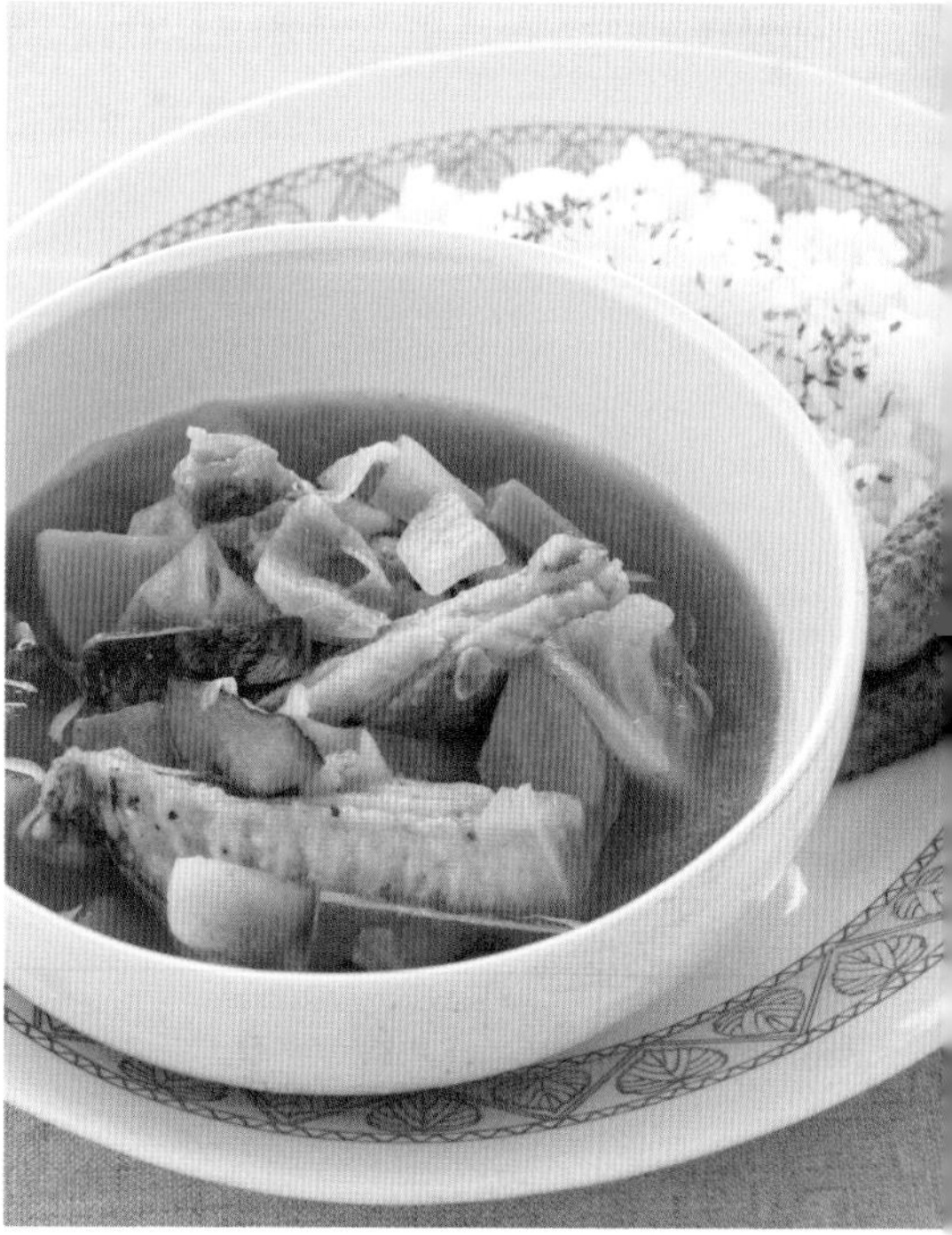

## うどん

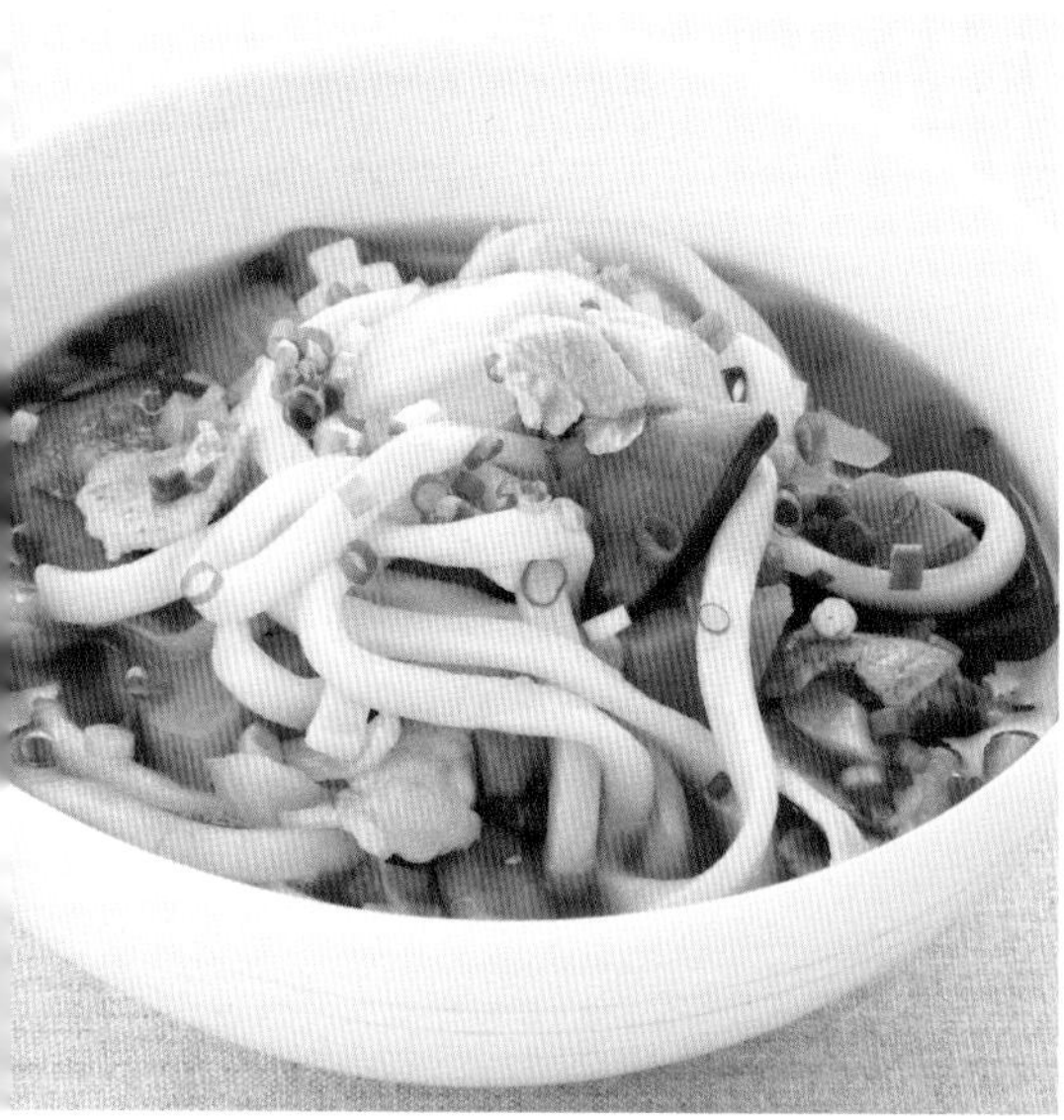

**材料（1人分）**

ファイトケミカルスープ…250g
豚薄切り肉…40g
ゴマ油…少々
ゆでうどん…1玉
みりん…大さじ1/2
しょうゆ…大さじ1
青ネギの小口切り…少々

**作り方**

❶豚薄切り肉を一口大に切る。鍋にゴマ油を入れ熱し、豚肉が色づく程度に軽く炒める。
❷①にスープ、ゆでうどんを加えて温めたら、みりん、しょうゆで味を調える。
❸器に盛り、青ネギの小口切りを散らす。

## キノコのスープ

**材料（1人分）**

ファイトケミカルスープ…150g
キノコ（シイタケ、マイタケ、エノキダケなどお好みで）…あわせて40g
オリーブオイル…少々
塩、しょうゆ、粗挽き黒コショウ…各少々

**作り方**

❶キノコを食べやすい大きさにカットする。
❷鍋にオリーブオイルを入れ熱し、弱火でキノコをじっくり炒める。
❸キノコがしんなりしたらスープを加えて温め、塩、しょうゆで味を調える。
❹器に盛り、黒コショウを挽く。

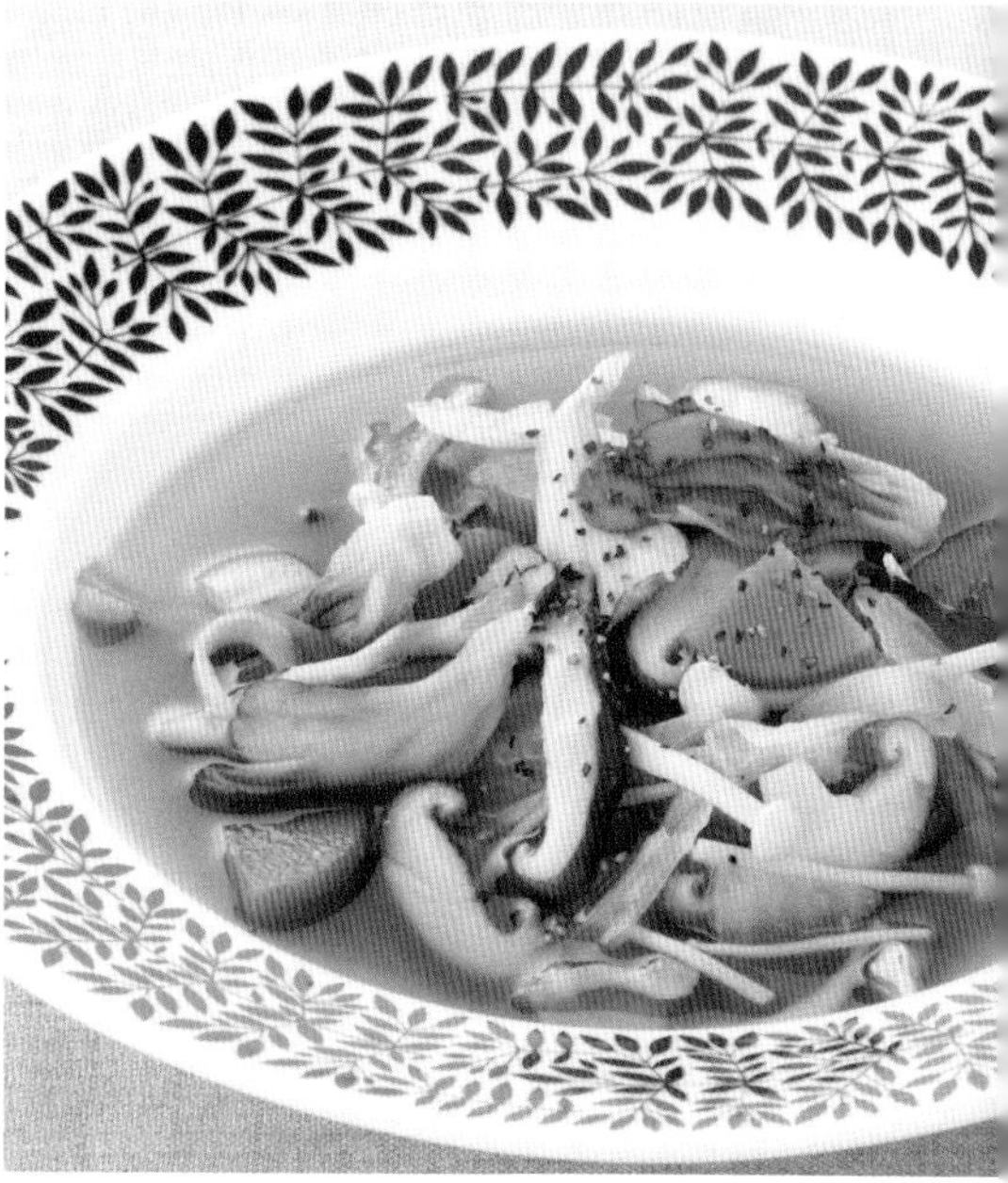

# ソーセージ入りスープ

スープ
＋
ちょい足し

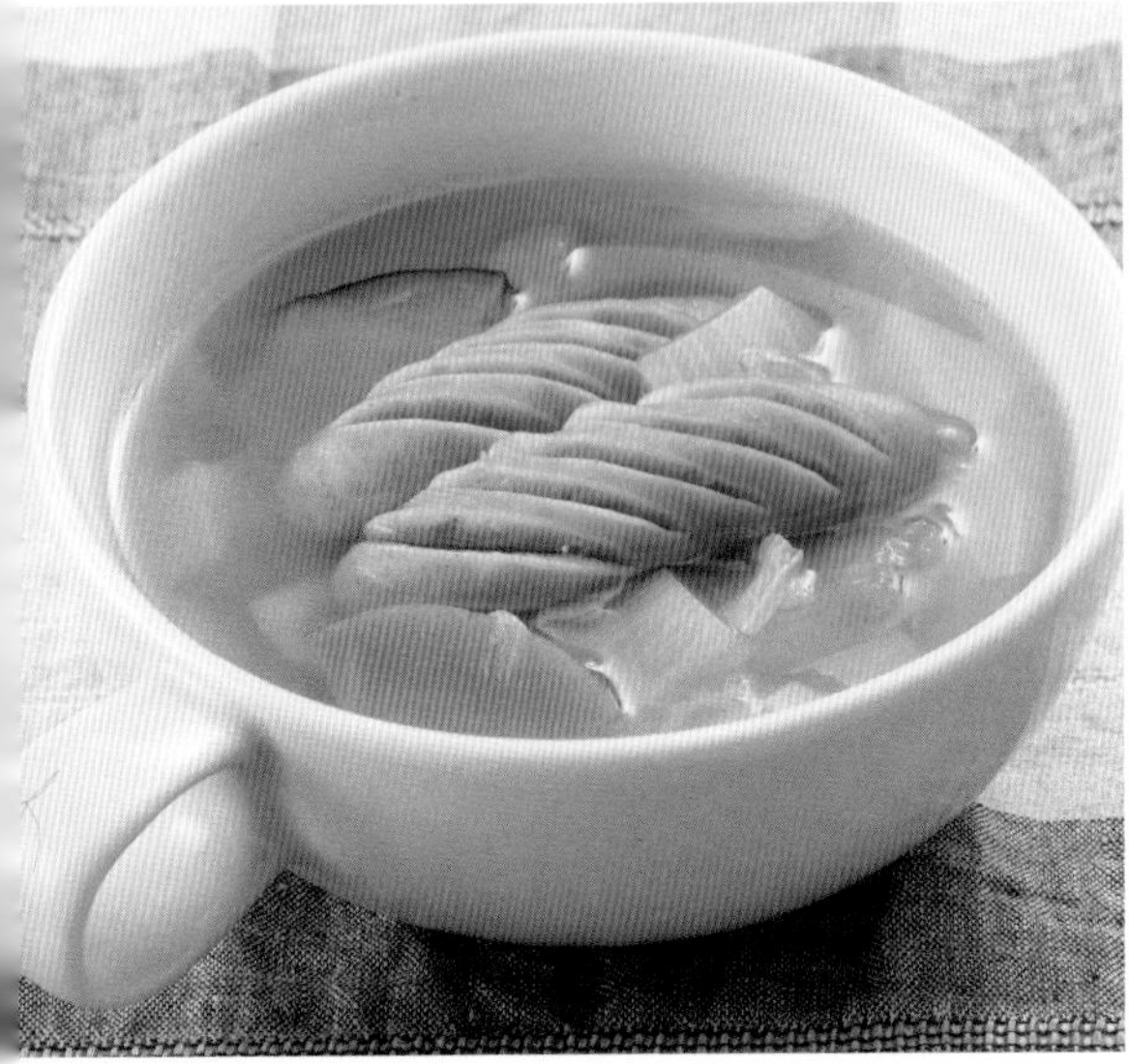

材料（１人分）

ファイトケミカルスープ…200g
無添加のソーセージ…２本

作り方

❶ソーセージは切り込みを入れる。
❷スープとソーセージを小さな鍋に入れ、ふたをして火にかける。
❸ソーセージに火が入ったら器に盛る。

# 白身魚入りスープ

材料（１人分）

ファイトケミカルスープ…200g
白身魚の切り身…1/2枚

作り方

❶白身魚は骨を取り除き、皮目に切り込みを入れる。
❷スープと白身魚を小さな鍋に入れ、ふたをして火にかける。
❸白身魚に火が通ったら器に盛る。

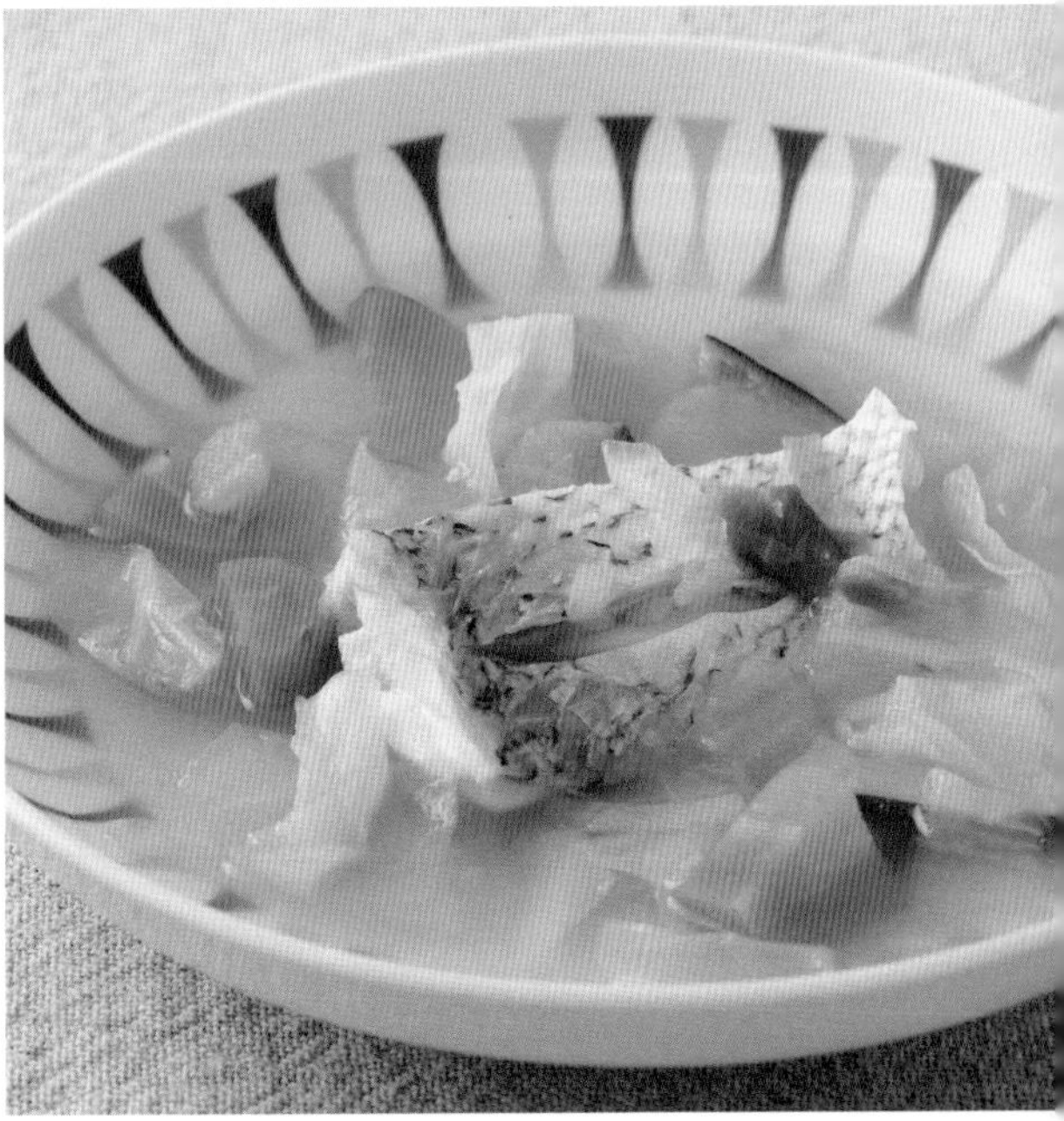

## ポタージュ

**材料（1人分）**

ファイトケミカルスープ…250g
粗挽き黒コショウ…少々

**作り方**

❶スープをミキサーに入れ、なめらかになるまで撹拌する。
❷①を小さな鍋に入れ温める。
❸器に盛り、粗挽き黒コショウをふる。
❹お好みでアサツキのみじん切り、またはハーブのみじん切りをのせてもおいしい。

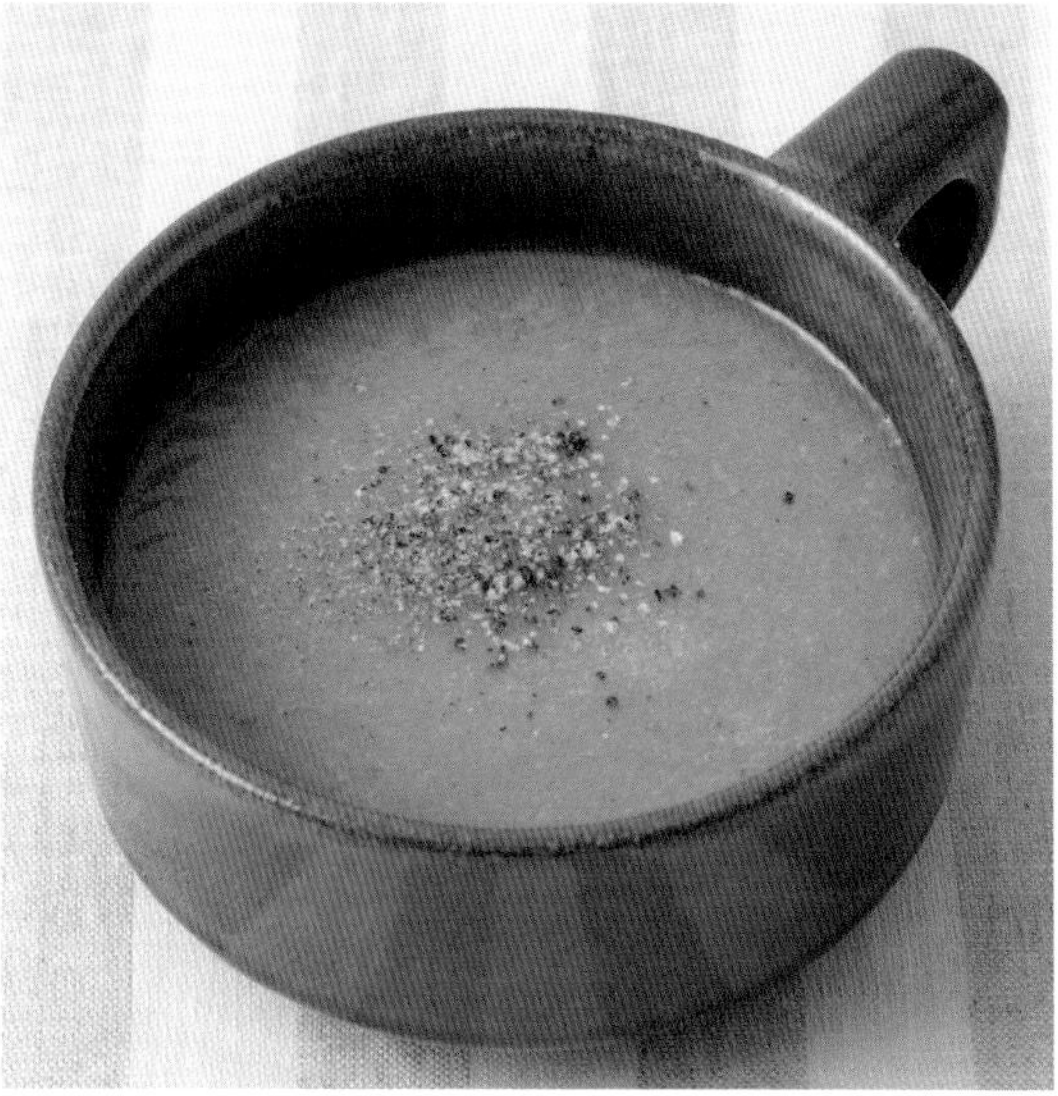

## リゾット風スープ

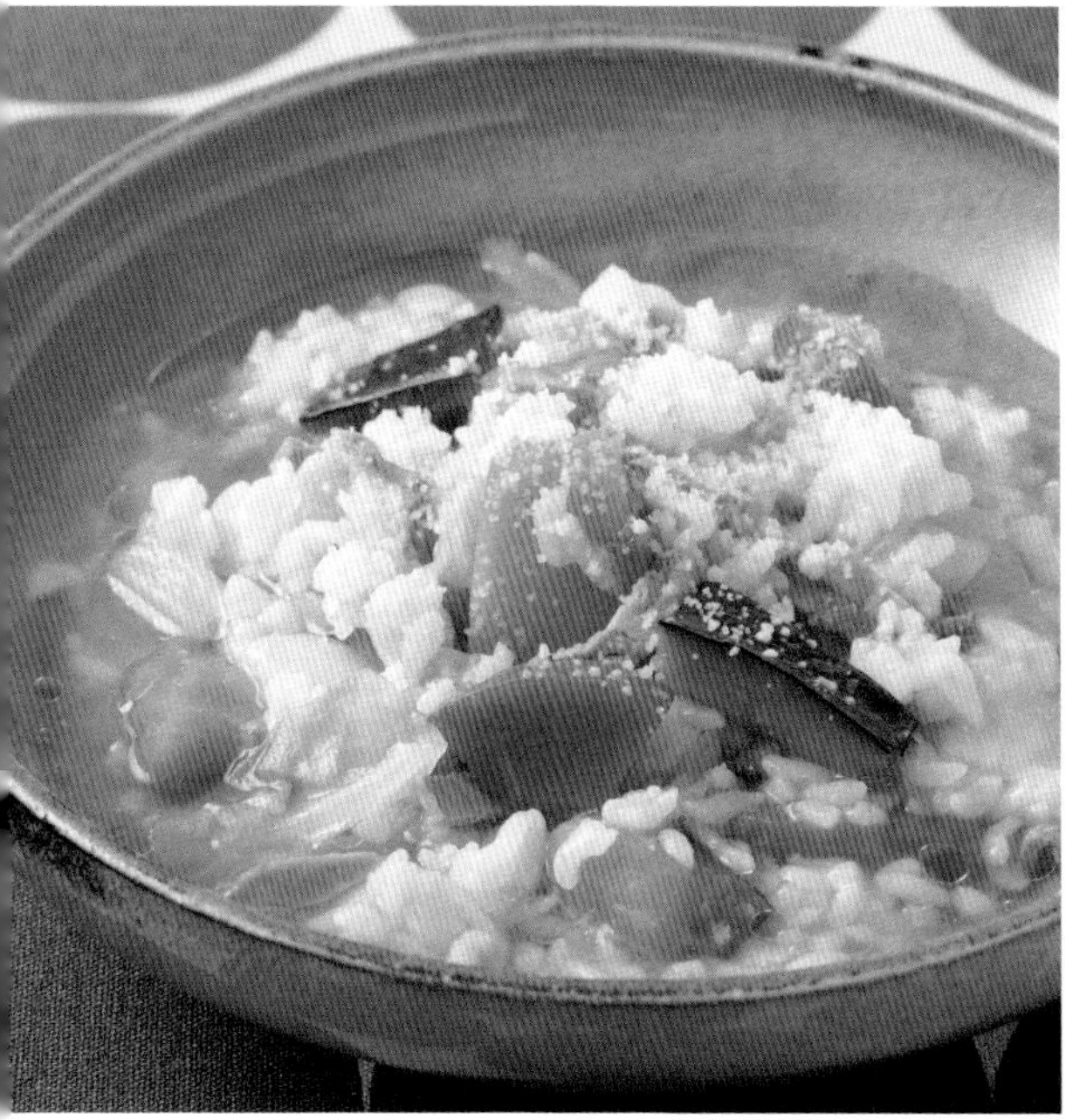

**材料（1人分）**

ファイトケミカルスープ…250g
無添加のハム…1枚
ごはん…1膳分
パルメザンチーズ、オリーブオイル…各少々

**作り方**

❶ハムは千切りにする。
❷スープ、ハム、ごはんを小さな鍋に入れ、ふたをして火にかける。
❸2〜3分煮てごはんが温まったら器に盛り、パルメザンチーズ、オリーブオイルをかける。

# 髙橋家の「ファイトケミカルスープ生活」

## ファイトケミカルスープのシンプルで優しい味わいにほっとします。

写真は、わが家のファイトケミカルスープです。わが家では、1年365日、ファイトケミカルスープを欠かしたことがありません。

スープは夜作り、夜と朝に飲みます。いつも飲めるように、冷蔵・冷凍してストックもしています。

これにトマトや旬の野菜を少し加えるだけで主食にもなります。

作り方はいたってシンプルですが、野菜の滋味あふれるスープが食卓にあるだけで、豊かでおいしい食事ができます。

どんなに忙しいときでも、ファイトケミカルスープを飲むと、疲れが取れて気持ちが穏やかになります。野菜自身の持つ限りなく優しい、そして甘い味わいに心がほっとするのを感じます。

食べることは生きる力の源です。毎日の食事は、贅沢でなくていいから、食べて価値のあるものにしたいですね。

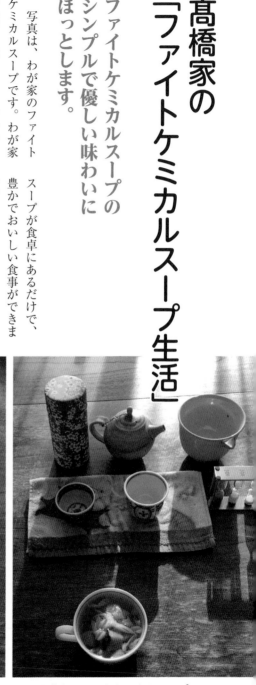

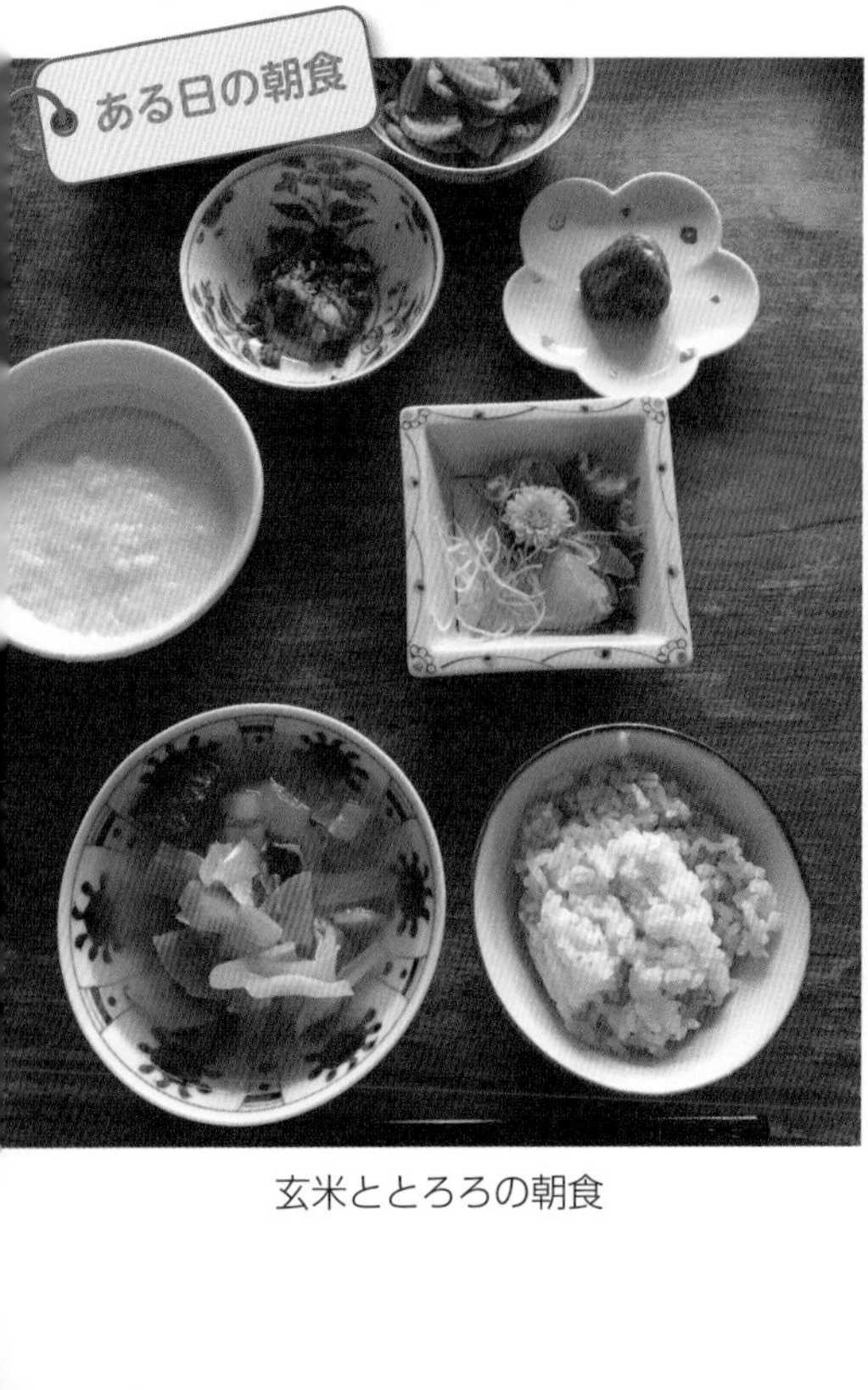


玄米ととろろの朝食

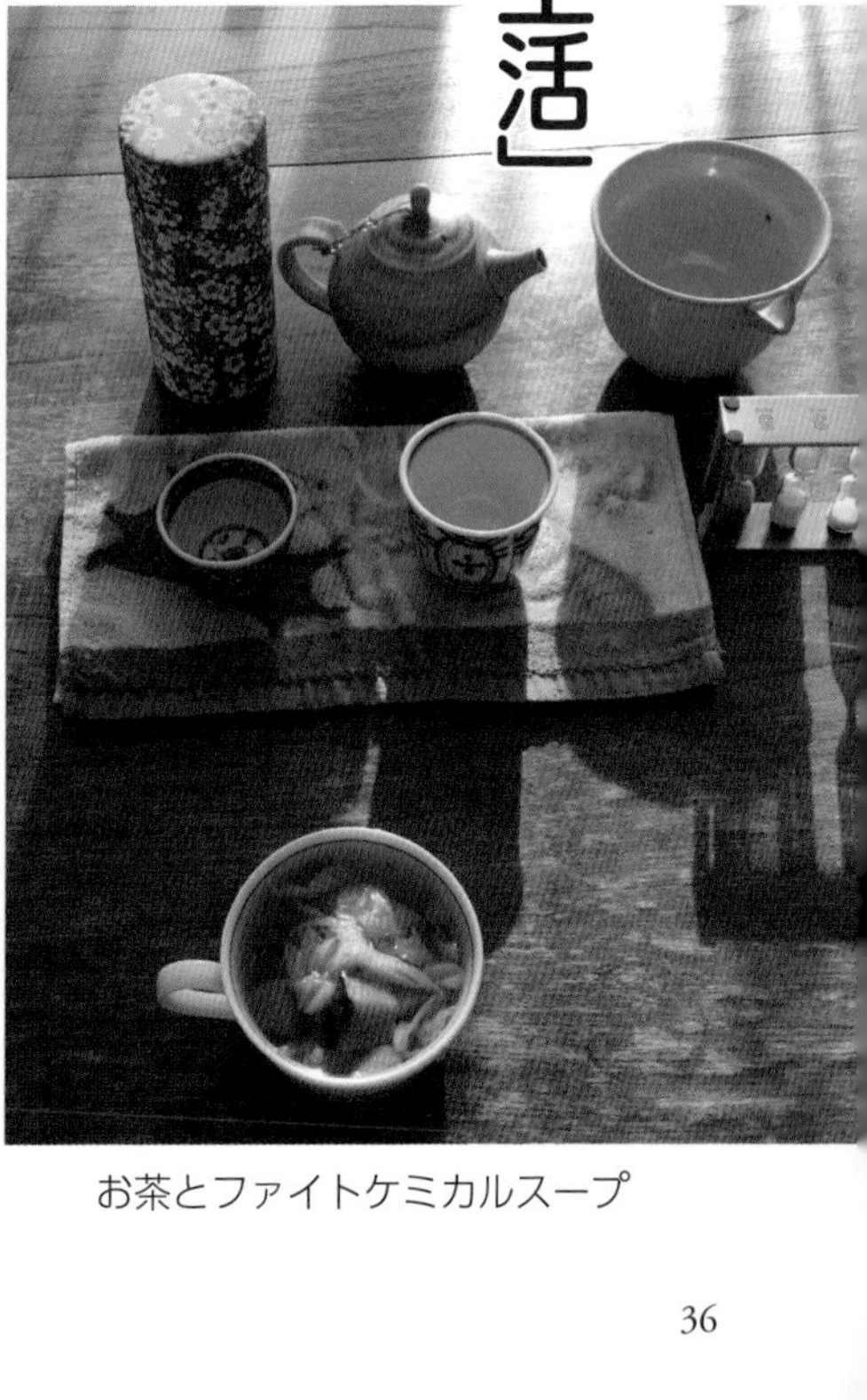

お茶とファイトケミカルスープ

## スープは体も心も癒してくれる
## 明日への活力源でもあります。

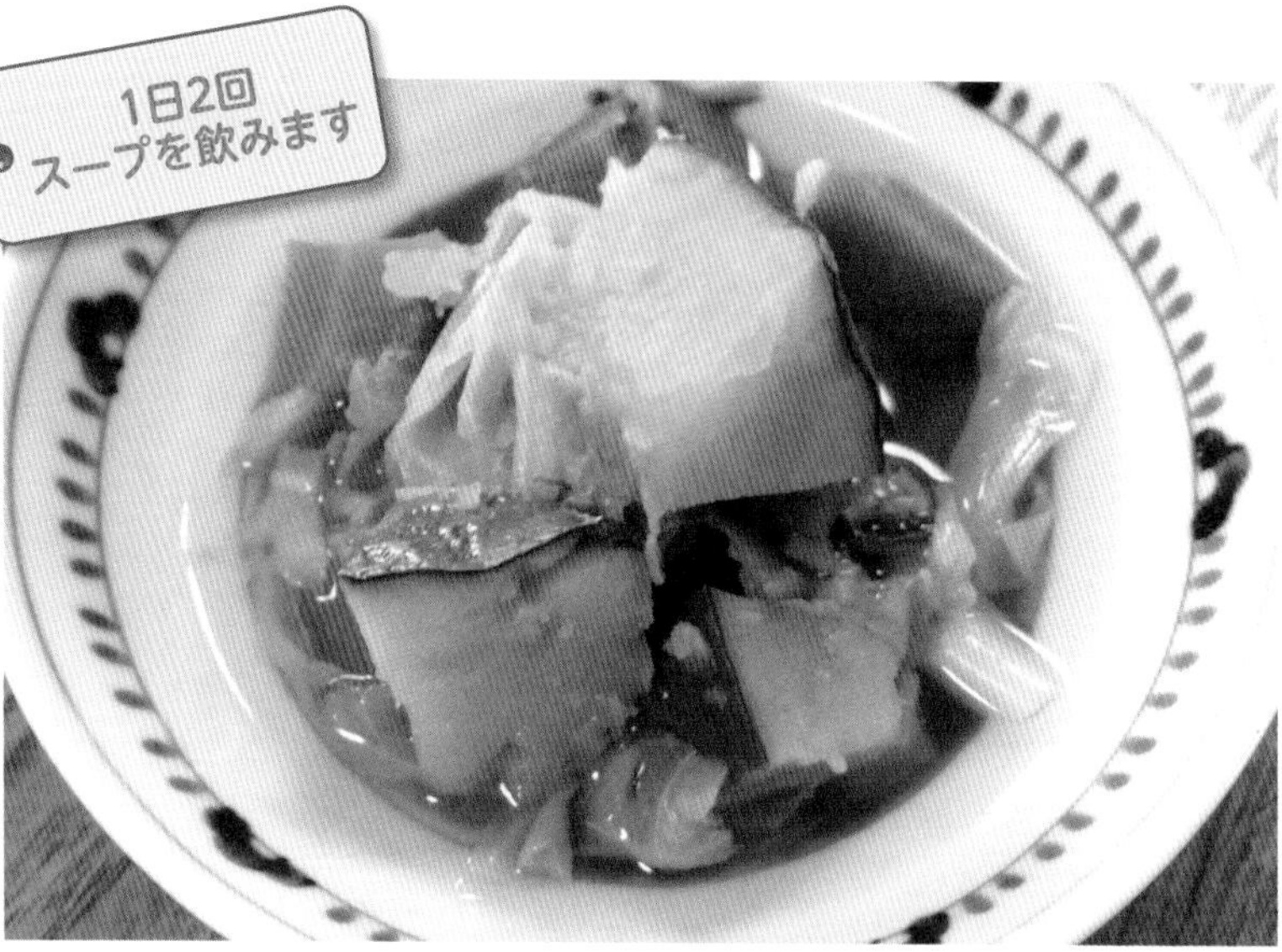
1日2回
スープを飲みます

活用しだいで
主食にもなります

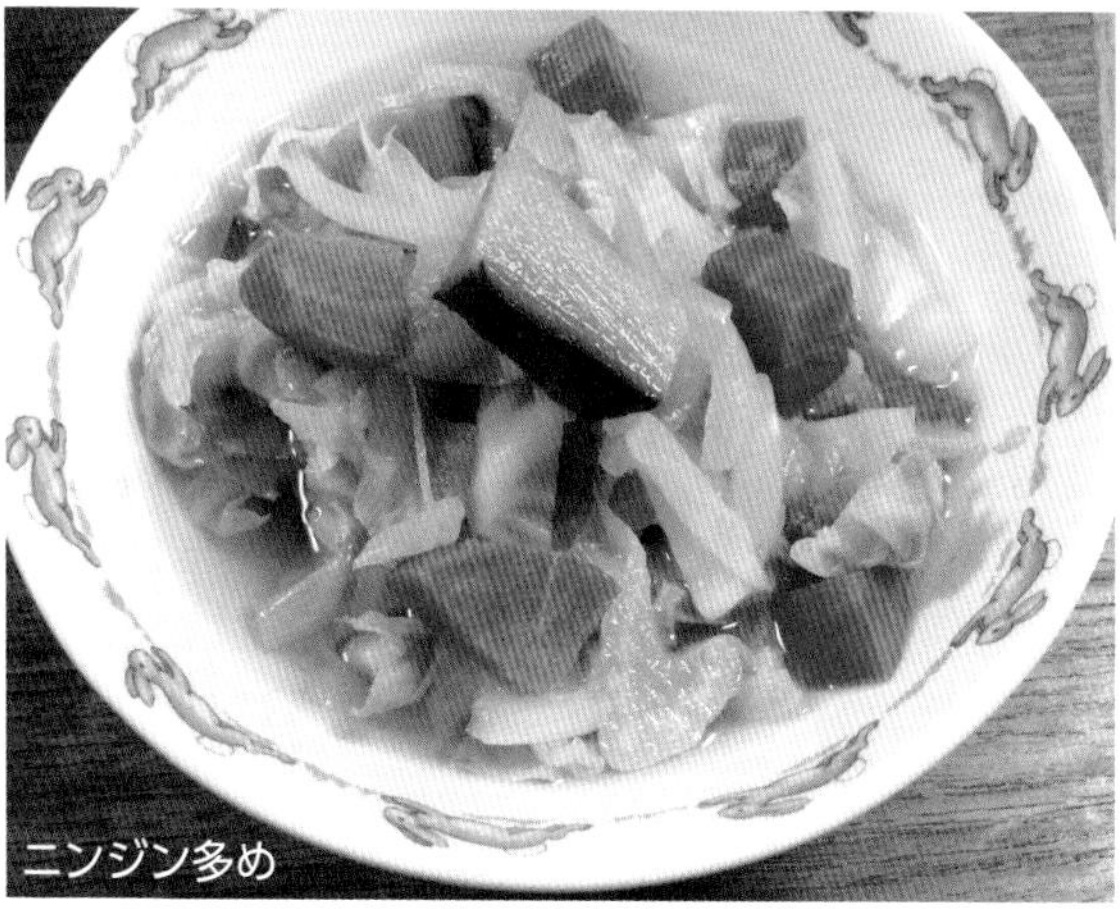
ニンジン多め

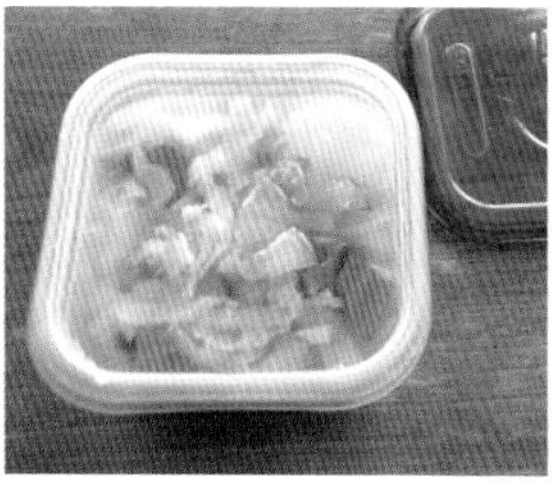

冷凍しています

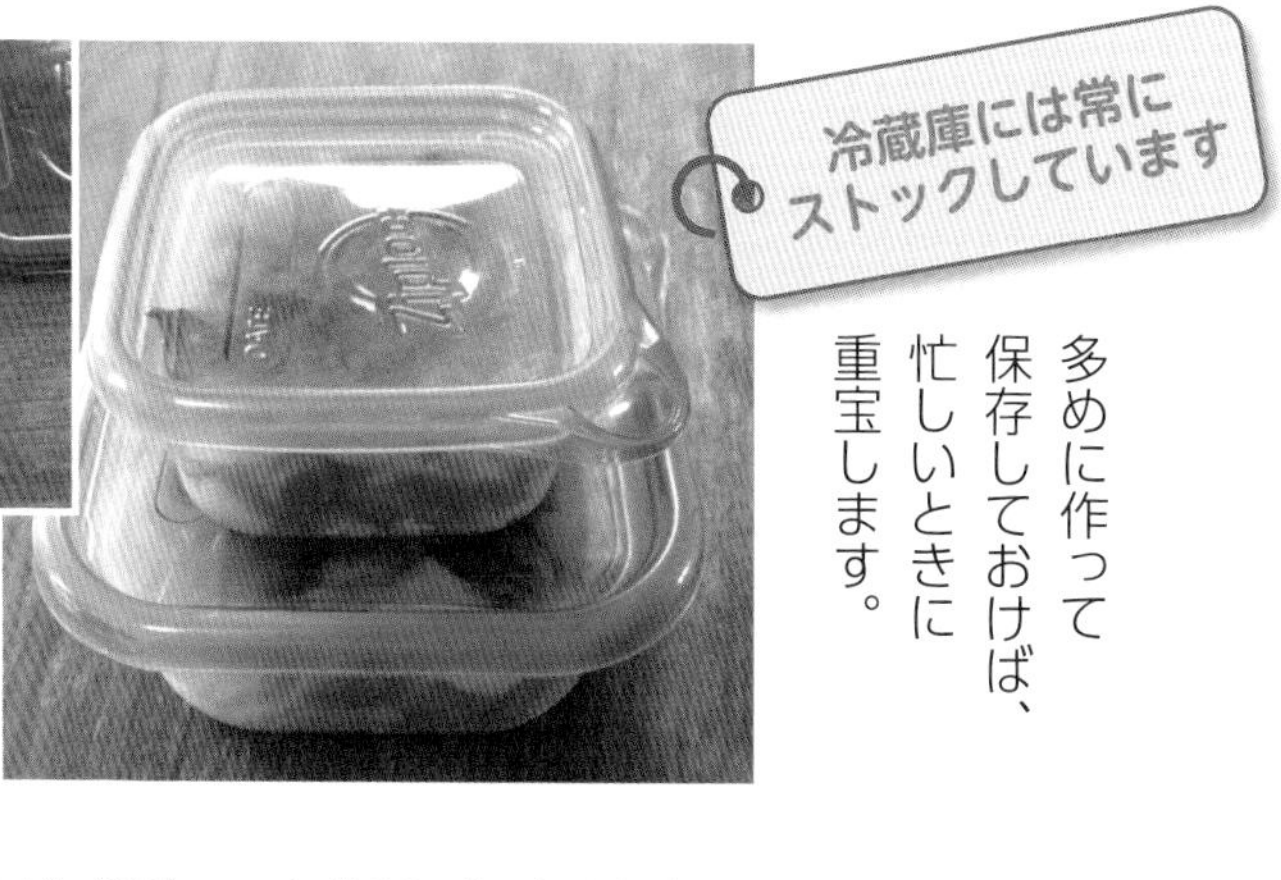
冷蔵庫には常に
ストックしています

多めに作って
保存しておけば、
忙しいときに
重宝します。

こんな野菜を入れても
おいしいですよ

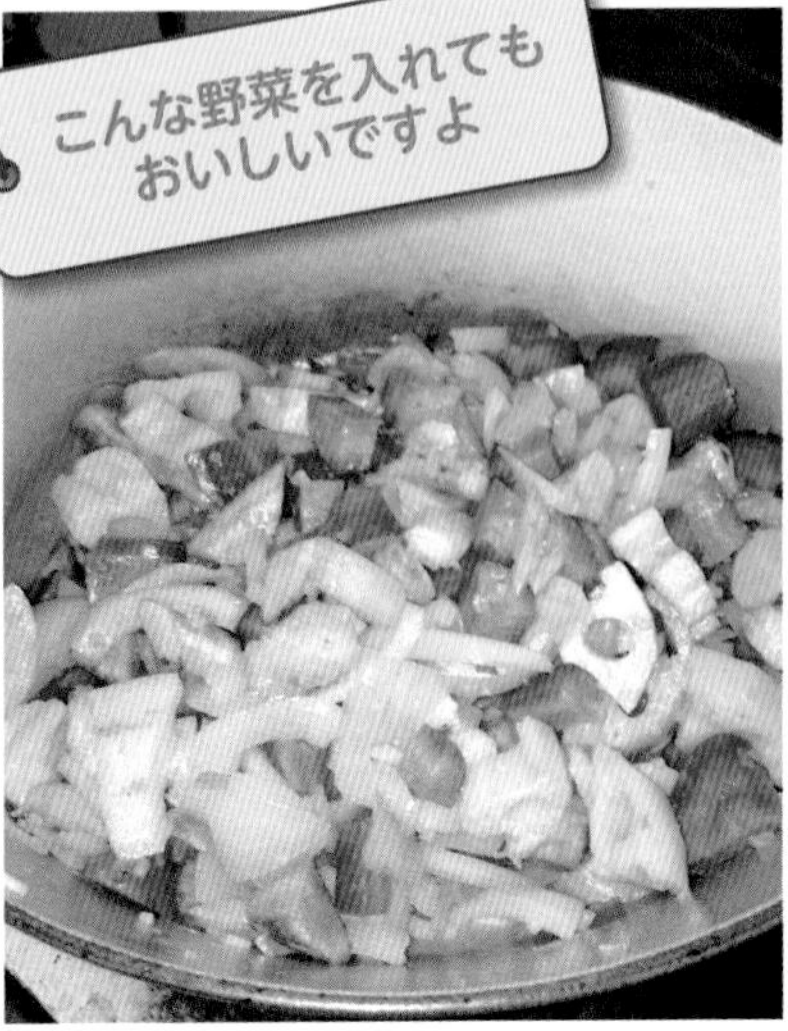

レンコン・ゴボウ・セロリ入り

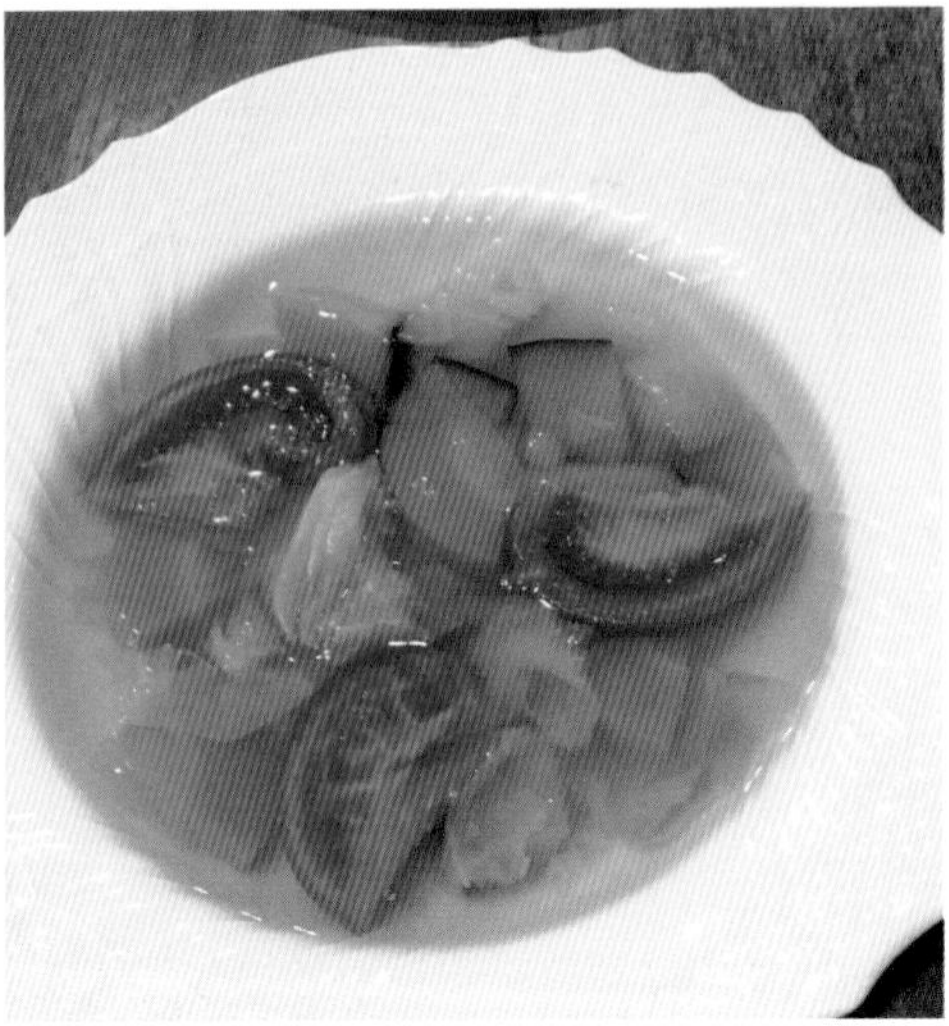

生トマトのせ。
出来上がったスープに入れます

グリーンファイトケミカルスープ。
濃い緑の葉はファイトケミカルの宝庫

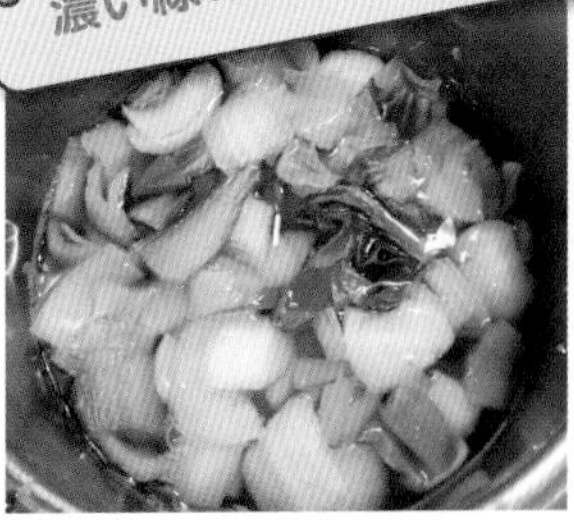

チンゲンサイ入り

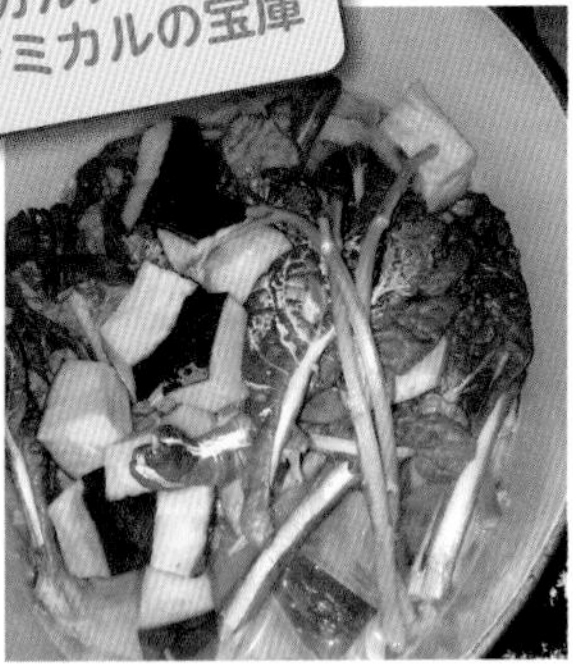

コマツナ入り

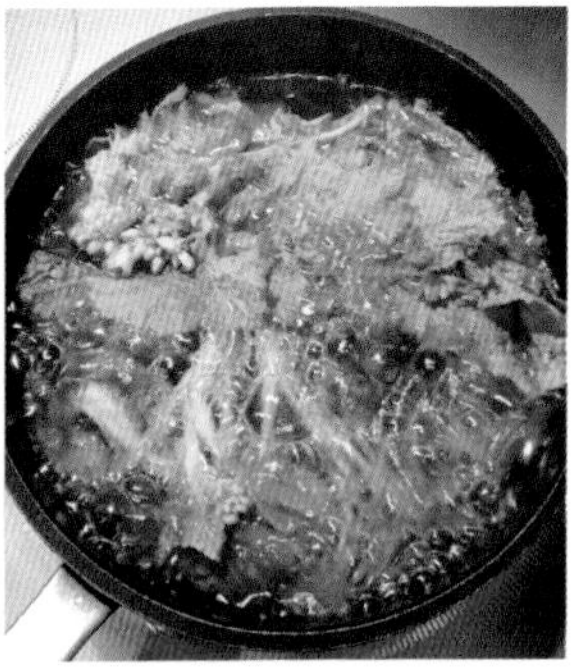

菜の花入り

キンカン
丸ごと入り

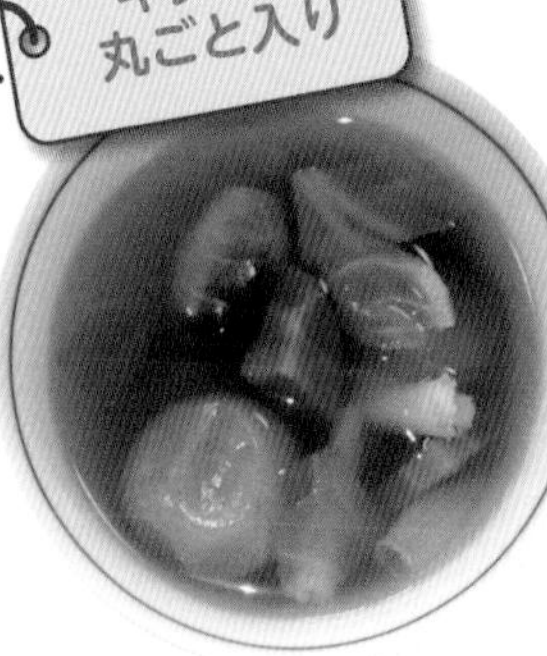

リンゴの
皮入りスープ

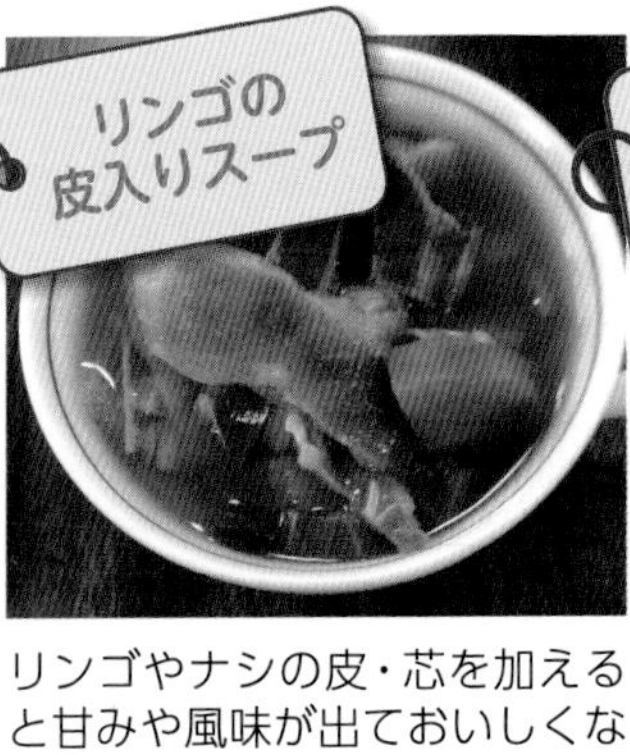

ナシの皮・
芯入りスープ

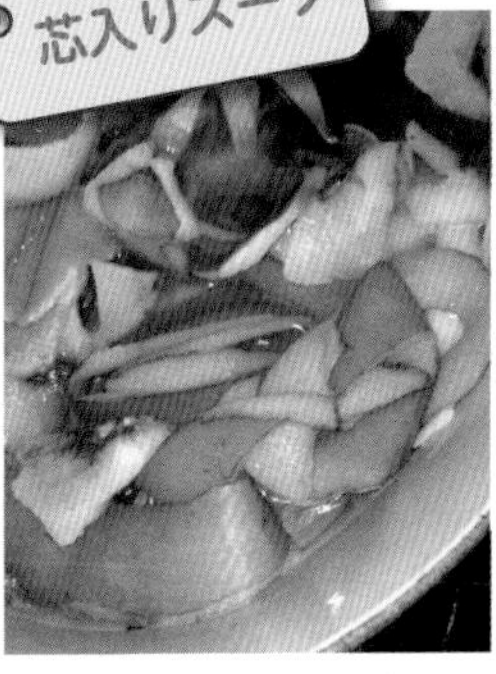

リンゴやナシの皮・芯を加えると甘みや風味が出ておいしくなります。黄色いのはミカンの皮

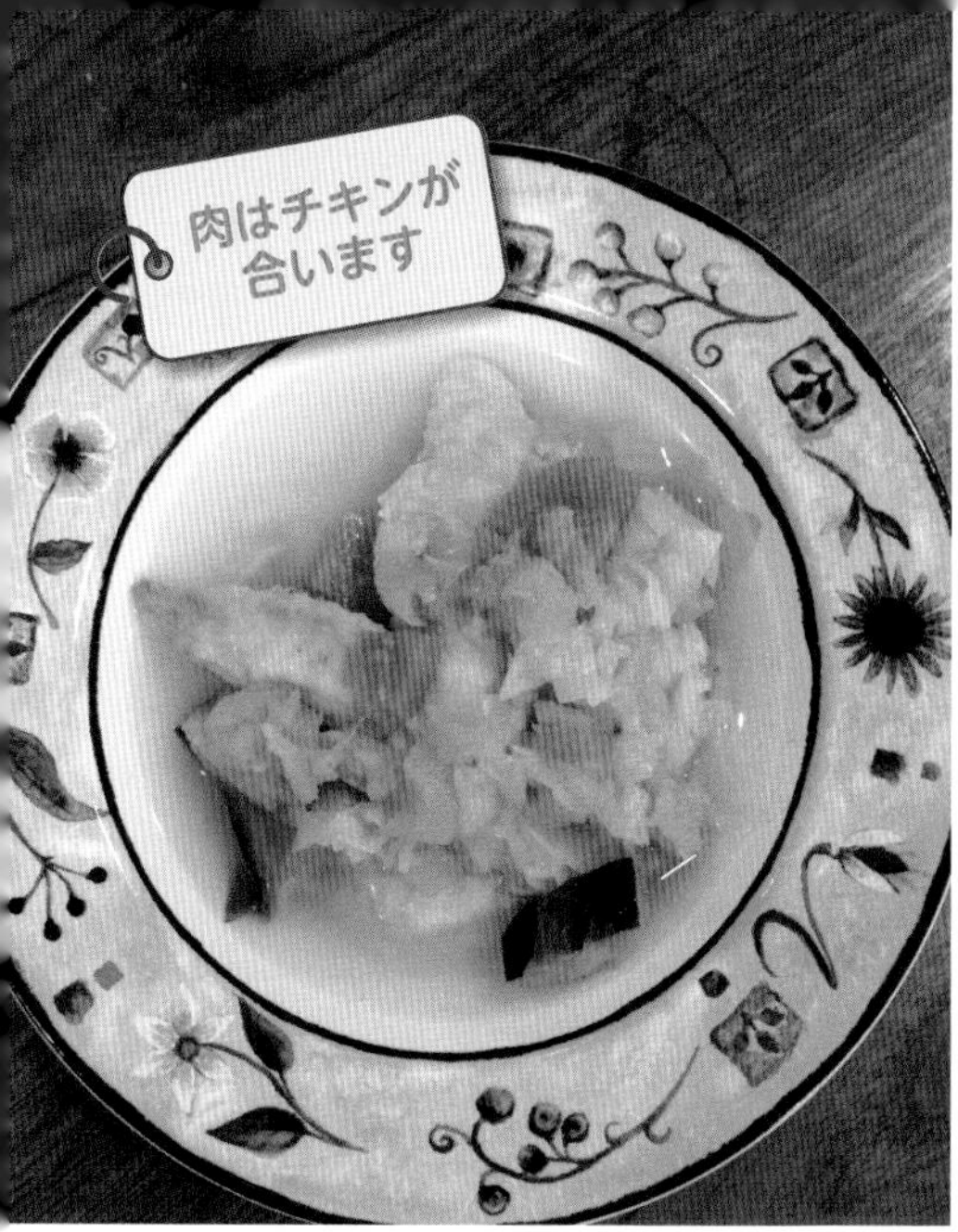
肉はチキンが
合います
チキン入り

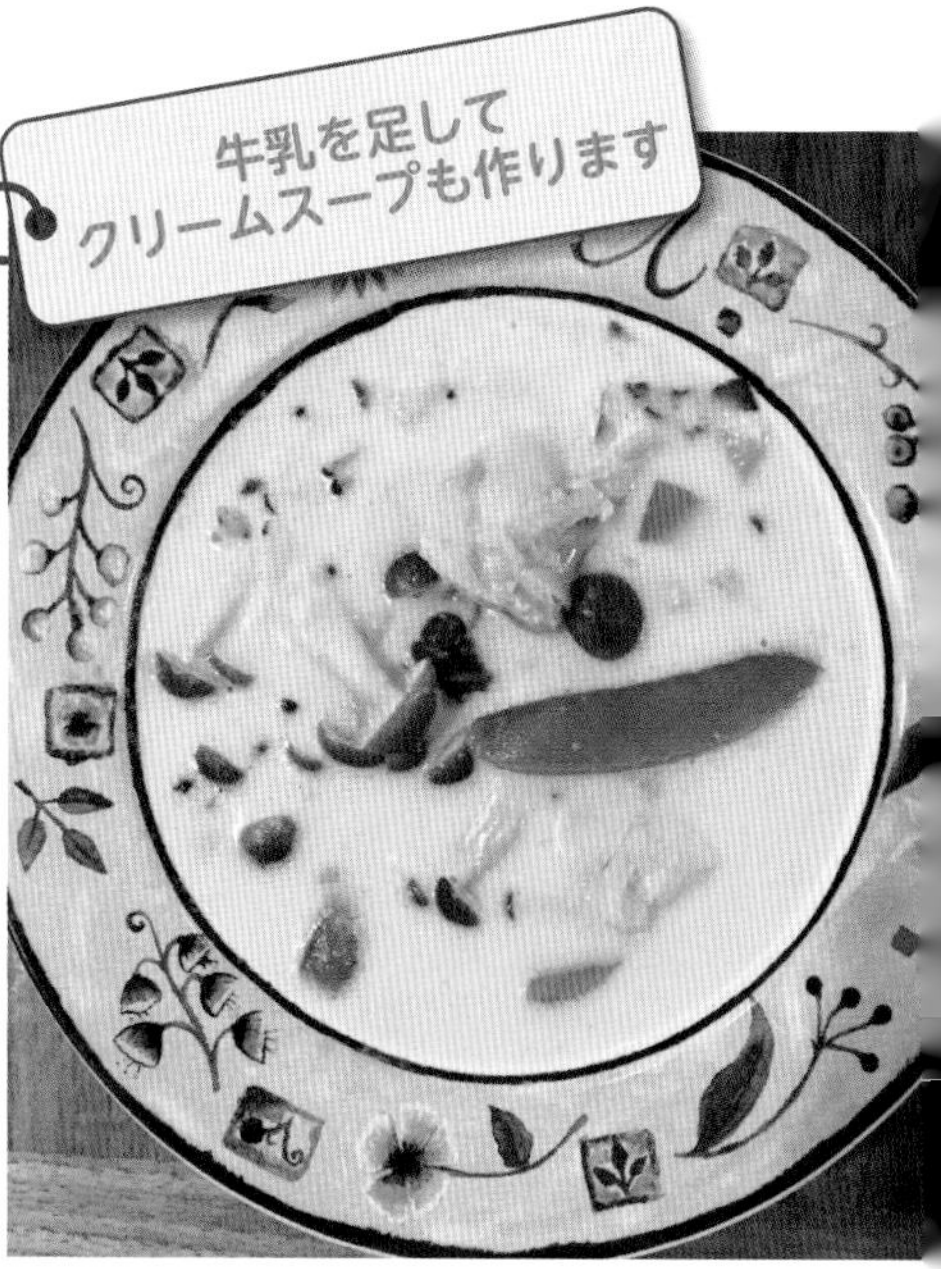
牛乳を足して
クリームスープも作ります
シメジ＆スナップエンドウ入り

## いろいろアレンジできるので、食卓が楽しくなります。だから飽きません。

ファイトケミカルスープのよい点は、どんなふうにもアレンジできるところです。

たまにはスープに肉を入れたり、魚を丸ごと1匹入れたりして食べています。ラーメンを食べたいときは、このスープに麺を入れています。

疲れてカゼを引きそうな夜には、ショウガやダイコン、鶏肉を入れれば体が温まります。

ちょくちょくするのが、前日の食卓に乗った刺身の残りをプラスすることです。

こうしたちょっとした変化があると、毎日スープが楽しめて、飽きることがありません。

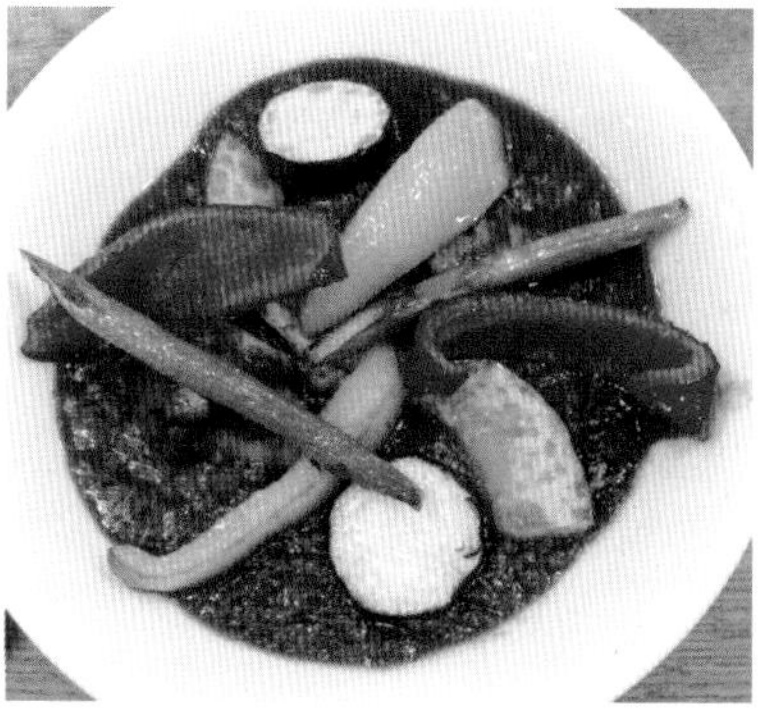
ファイトケミカルスープ使用のカレー

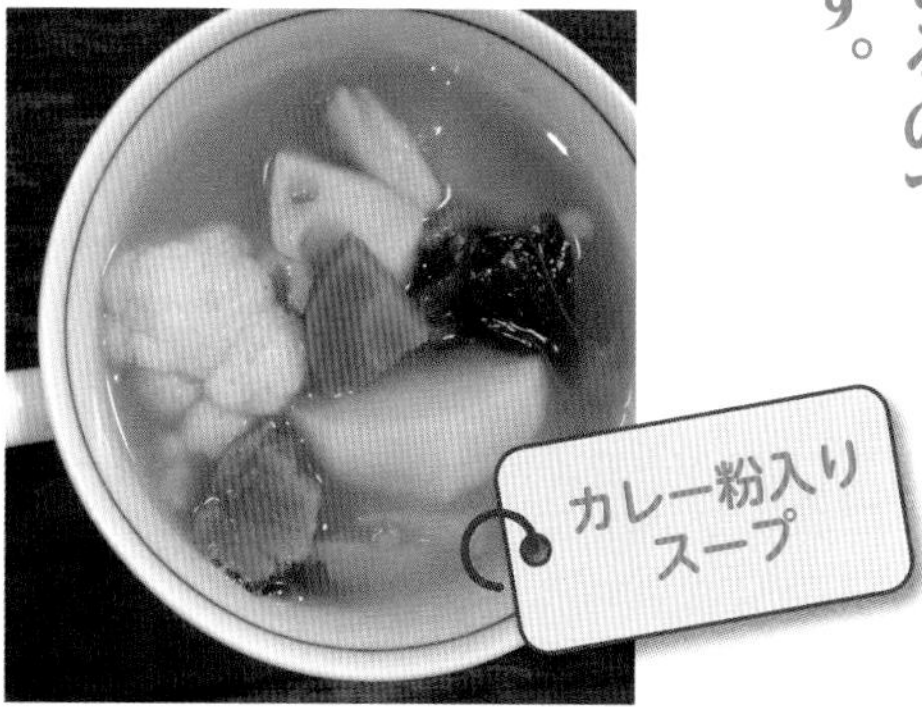
カレー粉入り
スープ
カレー入り根菜スープ

## わが家は３６５日、ファイトケミカルスープを活用しています。

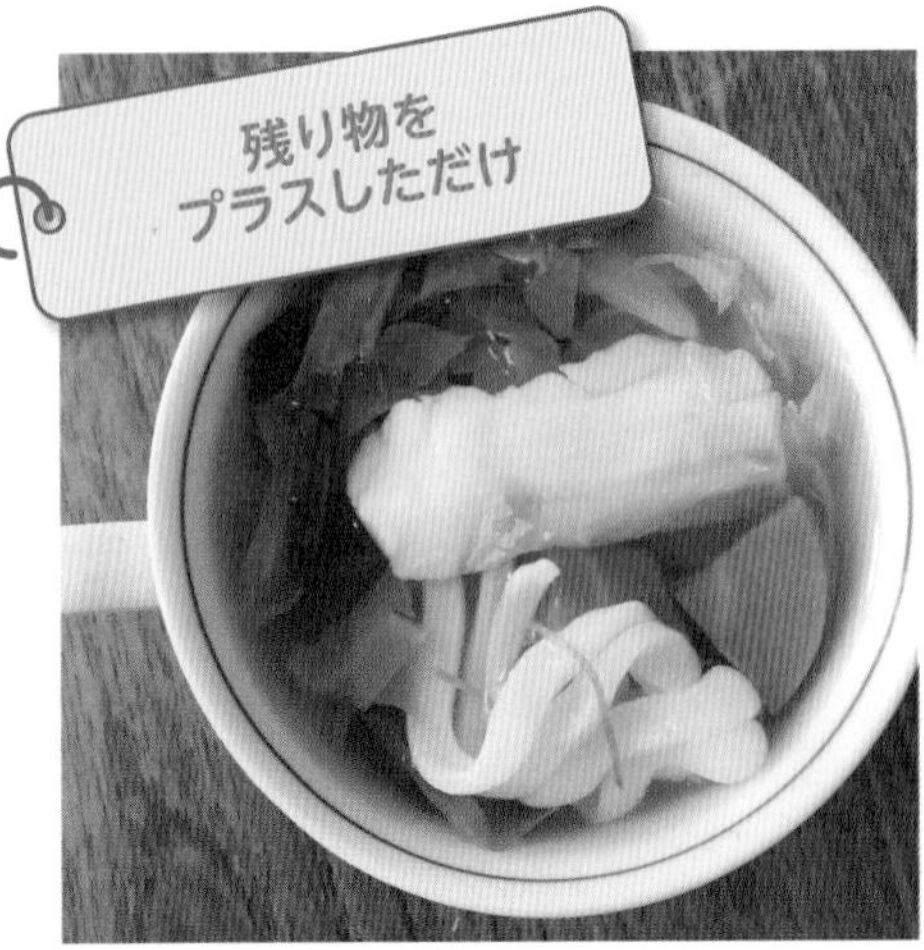
残り物を
プラスしただけ

イカとタイの刺身のせ

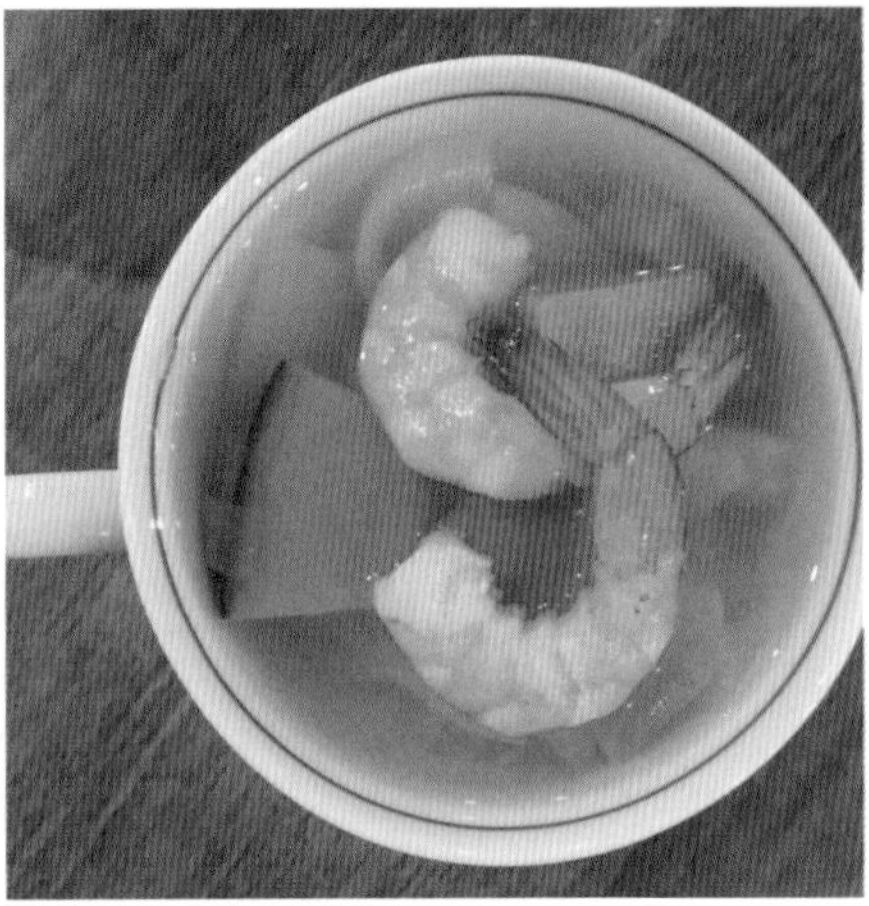

甘エビのせ

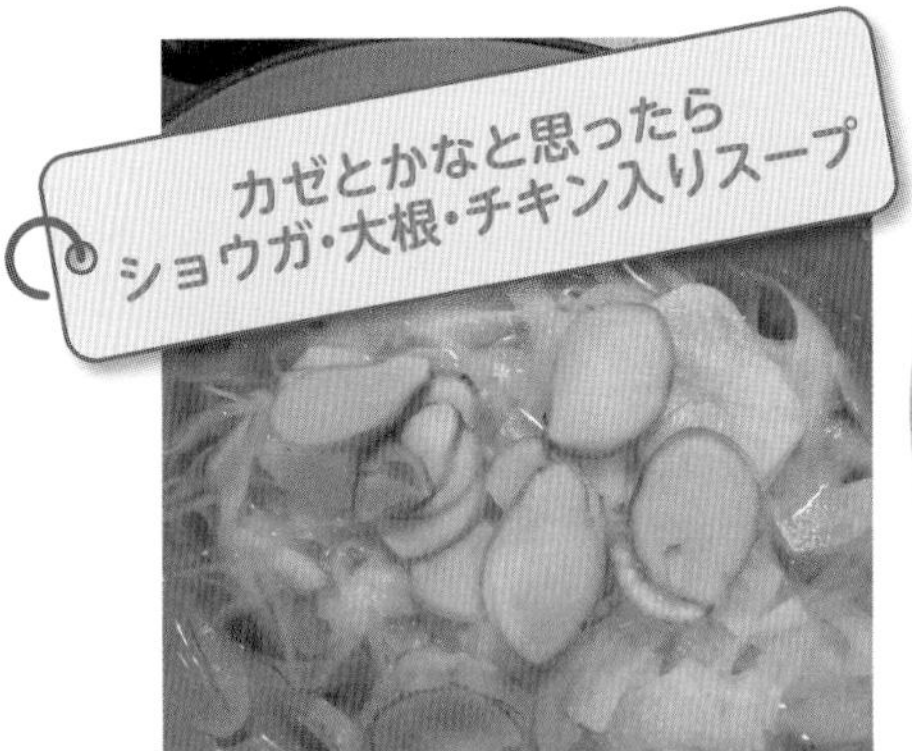
カゼとかなと思ったら
ショウガ・大根・チキン入りスープ

ショウガ・大根入り

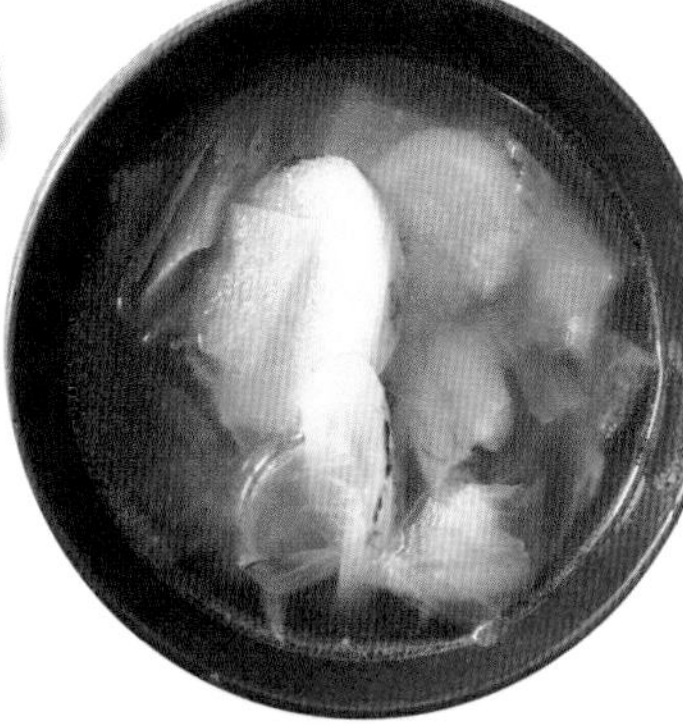

カゼ予防ショウガ・
チキン入りスープ

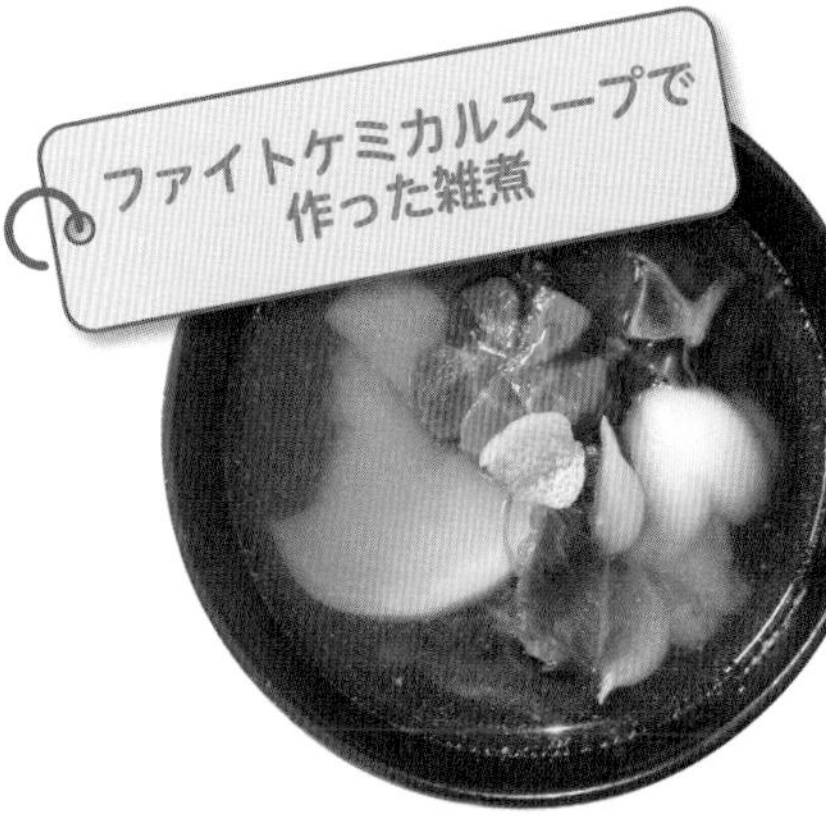
ファイトケミカルスープで
作った雑煮

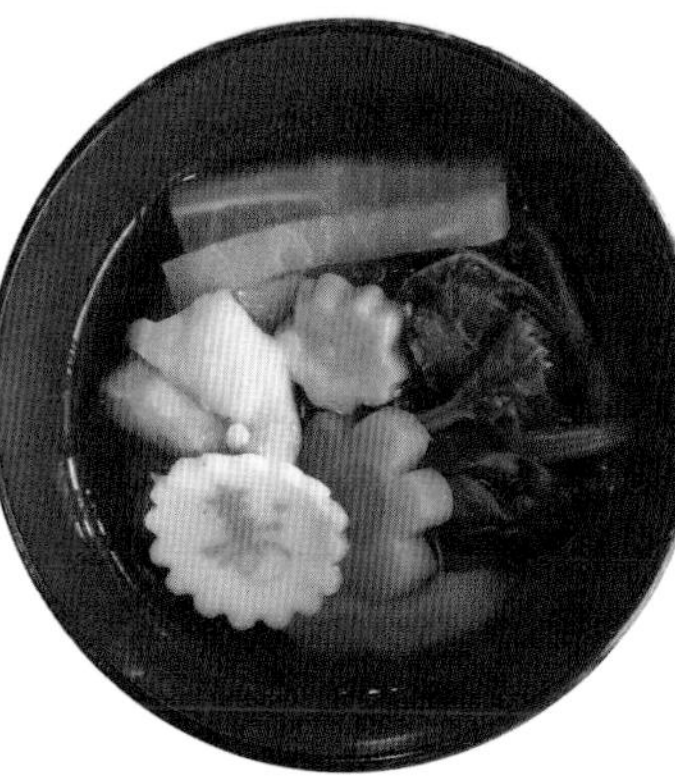

雑煮は冷凍してあるスープのだしで作りました

# 第2章

# 脂肪肝はなぜ危険なのか

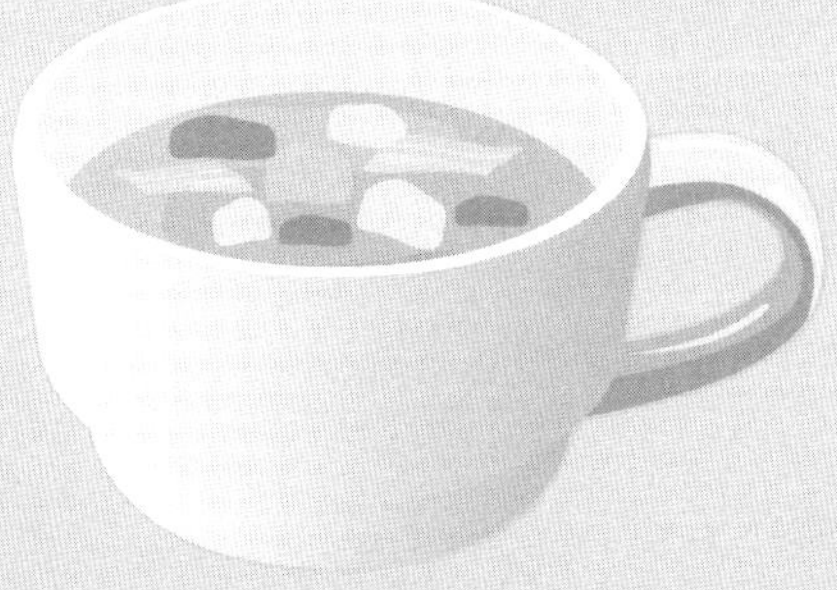

# 脂肪肝はどんな病気か

## 脂肪肝は肝臓に中性脂肪がたまる病気

脂肪肝は、その名前のとおり、肝臓に脂肪がたまる病気です。従来、脂肪肝はアルコールを飲む人に起こる肝障害と考えられていましたが、近年はアルコールを飲まない人の脂肪肝が圧倒的に多くなってきました。

そもそも、肝臓に脂肪がたまるとは、どういうことでしょうか。「肝臓のまわりに脂肪がくっついているんでしょ」と思っている人がいるかもしれませんが、そうではありません。臓器のまわりやおなかの中（腸間膜など）に脂肪がたまるのは、「内臓脂肪」のこと。脂肪肝は、肝臓を構成している肝細胞の一つひとつに、脂肪滴と呼ばれる脂肪のかたまりがたまる病気です。

医学的な定義をいうと、「肝臓の組織内に、重量にして10％以上の中性脂肪が沈着した状態」ということになります。ちなみに、健常な人の肝組織内の中性脂肪の重量比は1％程度です。脂肪肝は、肝細胞に中性脂肪がたまり、肝臓がフォアグラのようになっている状態です。

肝臓に10％以上脂肪がたまっても、自覚症状はほとんどありません。肝臓は「沈黙の臓器」といわれるように、相当悪くならない限り、SOSのサインを出さないのです。

また、血液検査でもなかなかわかりません。肝機能の異常は、AST（GOT）やALT（GPT）の数値に現れますが、仮に数値が高くても、脂肪肝かどうかの見極めは難しいのです。

自覚症状がなく、検査での発見もなかなか難しいので、脂肪肝はほうっておかれ、症状が出たときにはかなり進行しているということがめずらしくありません。

ここで注意していただきたいのは、たまっている脂肪が、コレステロールでも他の脂肪でもなく、中性脂肪であるということです。

**この中性脂肪を落とさない限り、脂肪肝は治りません。**肝臓から中性脂肪を落とす方法が、脂肪肝を治す際の戦略になるのです。

## 脂肪肝の人の多くは内臓脂肪型肥満

アルコールを飲まないのに脂肪肝になる人は、内臓脂肪がたまり、たいていは内臓脂肪型肥満になっています。そのため、メタボリックシンドロームと合併しやすく、糖尿病や高血圧、脂質異常症などの病気を合併していることが多いものです。

その他の原因として、脂肪肝は薬剤によって起こることもあります。たとえば、避妊用ピルや更年期障害のホルモン療法、がんの治療などに使われる女性ホルモン剤、降圧剤のカルシウム拮抗剤、一部の抗うつ剤は脂肪肝や肝機能障害を起こす可能性があります。さらにステロイドホルモンや、まれに抗がん剤で脂肪肝になることもあります。

当院を受診される患者さんは、健康診断や他科での検査で、肝機能の低下がすでに指摘されている方が大半です。最近は、企業健診にＣＴ検査や超音波（エコー）検査が導入され、肝機能に異常がなくても、これらの画像診断で脂肪肝が見つかって相談に来られる方も増えてきました。

## なぜ肝臓に脂肪がたまるのか

肝臓に中性脂肪がたまる主な原因は、炭水化物のとりすぎです。中性脂肪を含む食品からの摂取も多少は要因になりますが、圧倒的に多いのが炭水化物の過剰摂取です。正確には、炭水化物の中の糖質のとりすぎです。

炭水化物は糖質と食物繊維に分かれます。食物繊維は、ヒトの消化酵素では分解されず、体内に吸収されることはありません。一方の糖質は、分解されて糖の一番小さい単位であるブドウ糖になります。これが中性脂肪の原料です。

脂肪なのに、糖が原料とは不思議な話ですが、次のような仕組みで、ブドウ糖から中性脂肪がつくられます。

食事をすると血糖値（血液中のブドウ糖の量）が上がります。1時間くらいでピークに達し、その後は下がっていきます。これが通常の食後の血糖値の変化です。

しかし、下がった分の血糖（ブドウ糖）は、消えてなくなるわけではありません。形を変えて利用されたり、蓄えられたりします。その働きを助けるのが、すい臓から分泌されるホルモンの一種のインスリンです。

食事をして血液中にブドウ糖が増えると、すい臓からインスリンが分泌されてブドウ糖を細胞の中に取り込みます。これが、脳や筋肉、各臓器のエネルギーとして使われます。肝臓と筋肉では、細胞内に残ったブドウ糖はグリコーゲンに合成され、それぞれの細胞に蓄えられます。

しかし、グリコーゲンとして貯蔵できるブドウ糖の量には限りがあるため、さらに入ってきたブドウ糖は脂肪酸とグリセリンに変換され、肝臓や脂肪組織で脂肪酸とグリセリンが結びついて中性脂肪が生成されます。

この一連の流れの中で、全ての工程に関わっているのがインスリンです。ブドウ糖を細胞に取り込むのも、グリコーゲンを合成するのも、中性脂肪を生成して貯蔵するのも、インスリンの作用によるものです。

そのおかげで血糖値は下がるわけですが、食事で糖質をとりすぎると、血糖値は急激に上がり、それを処理するために大量のインスリンが分泌されます。そして、糖をどんどん中性脂肪に変えて、肝臓と脂肪組織にため込みます。その結果が、脂肪肝と肥満です。

中性脂肪が肝臓に蓄積すると脂肪肝になり、脂肪組織に蓄積すると肥満の原因にな

## 脂肪肝に関わるインスリンの作用

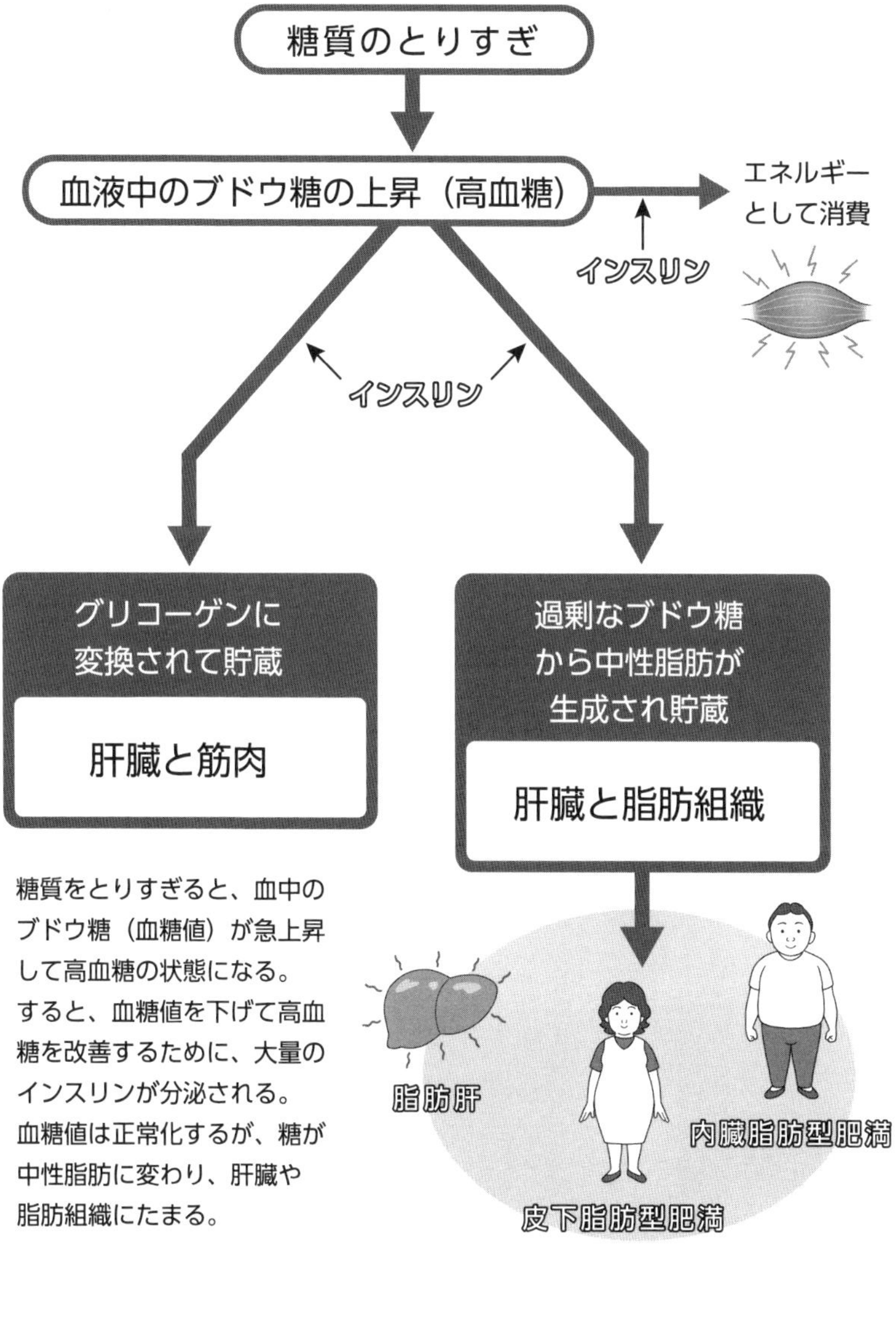


糖質をとりすぎると、血中のブドウ糖（血糖値）が急上昇して高血糖の状態になる。すると、血糖値を下げて高血糖を改善するために、大量のインスリンが分泌される。血糖値は正常化するが、糖が中性脂肪に変わり、肝臓や脂肪組織にたまる。

るわけです。内臓脂肪の蓄積が進めば内臓脂肪型肥満になりますし、皮下の脂肪組織に脂肪がたまれば皮下脂肪型肥満になります。

脂肪肝と肥満、特に内臓脂肪型肥満とは、深い関係があるのです。

## 脂肪がたまる臓器は肝臓と脂肪組織だけ

このように、脂肪肝に大きく関わっているのがインスリンです。インスリンは血糖値を下げるホルモンとして知られていますが、働きはそれだけではありません。肝臓以外にも、筋肉、脂肪、脳、肺、腎臓、乳腺など、全身の臓器で働いています。

ここで、なぜ肝臓には脂肪がたまるのに、ほかの臓器には脂肪がたまらないのだろうかという、素朴な疑問が湧いてきます。脂肪肝は知っていても、脂肪胃や脂肪脳という言葉は聞いたことがありません。

インスリンの働きは、インスリンを受け取る臓器（標的臓器）によって違います。たとえば脳では、摂食調節や記憶、学習能力にインスリンが関与しているとされていますが、脳の中では中性脂肪は生成されません。ブドウ糖を中性脂肪に変えて蓄えるという働きは、肝臓と脂肪組織だけで行われています。ですから、糖質をとりすぎれば、脂肪組織に中性脂肪がたまって太り、肝臓に中性脂肪がたまって脂肪肝になるのです。

そのため脂肪肝の多くは、肥満を伴う人によく見受けられます。しかしなかには、太っているように見えないのに脂肪肝の人もいます。そういう人でも、おなかの中をＣＴ検査で調べると、皮下脂肪は少なくても内臓脂肪がしっかりたまっていることが多いのです。

## アルコールを飲まないのに起こる脂肪肝炎の発見

脂肪肝はこのように肝臓に中性脂肪がたまる病気ですが、ただ脂肪がたまるだけならそれほど大きな問題はありません。アルコールを飲まないのになる脂肪肝がこれまで治療の対象にならなかったのは、ただ肝臓に脂肪がたまっているだけなら問題はないだろうと考えられ、炎症や線維化（細胞が壊れ硬くなること）など、肝機能を低下させるような兆候はないと思われていたからです。

治療の必要がないと思われていた非アルコール性脂肪肝の中に、「危険な脂肪肝」があるらしいことがわかってきたのは、１９８０年のことです。米メイヨークリニックの肝臓医ルードヴィヒが、肝硬変に進展した原因不明の20例の患者の肝臓を調べたところ、過剰な飲酒がないのに、アルコール性肝炎に近い組織像を示したのです。この症例に、ルードヴィヒは世界で初めて、非アルコール性脂肪肝炎（ナッシュ、NASH）と名付けました。

その6年後の1986年、さらに注目を集めたのは、著名な肝臓病学者シャフナーの報告です。同じように過剰な飲酒歴がないのに、アルコール性肝障害によく似た組織像を示す症候群を発見し、非アルコール性脂肪性肝疾患（ナッフルディー、NAFLD）として発表したのです。

## アメリカで知った脂肪肝炎（ナッシュ）

私は大学病院で研修を終えた後、アメリカの大学で、がんや免疫、肝炎の研究をするために渡米しました。渡米したちょうどその年にシャフナーの発表があり、アルコールを飲まない人でも肝硬変、肝がんに至る肝疾患群があることを知りました。

当時、肝炎から肝硬変、肝がんに進展する原発性胆汁性肝硬変症や自己免疫性肝炎などの稀な肝疾患以外で、原因が同定できたのは、アルコール性肝障害か、B型肝炎ぐらいでした。Ｂ型肝炎ウイルスはすでに発見されていましたが、Ｃ型肝炎ウイルスはまだ発見されていませんでした。ですから、ウイルス性ではなく、脂肪肝から肝炎、肝硬変、肝がんに進展するのは、ほとんどがアルコール性脂肪肝だと思われていました。

しかし、シャフナーの報告があった１９８６年以降、俄然非アルコール性脂肪肝が注目されるようになり、アメリカの肝臓学会ではナッシュ、ナッフルディーという言葉が頻繁に出るようになりました。

そして、１９８９年には、Ｃ型肝炎ウイルスが同定されたというビッグニュースがありました。その結果、Ｂ型でもＣ型でもないのに肝硬変や肝がんに至るナッシュという危険な脂肪肝が確実にあることが、肝臓専門医の間でも認識されるようになったのです。その後は毎年のように、学会でナッシュの増加が報告されるようになりました。渡米して現地で触れるこれらの新しい知見は、肝臓病が専門の私にとっても、驚きの連続でした。

当時、日本ではまだ、ナッシュの存在はごく一部の専門医にしか知られていませんでした。厚生労働省がナッフルディーの研究に乗り出したのは２０００年代に入って

## お酒を飲まないのに起こる脂肪肝炎（ナッシュ）

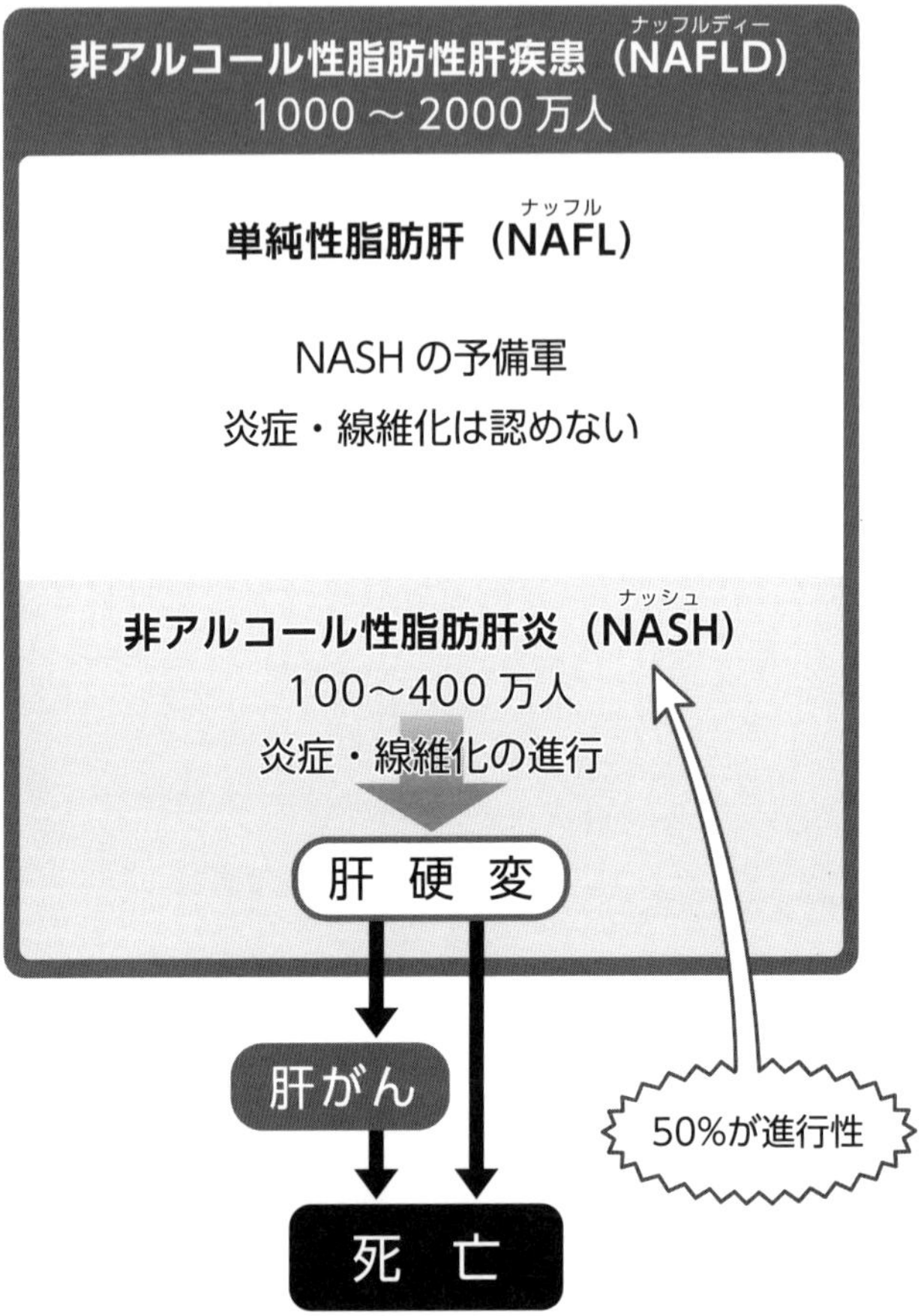


※非アルコール性の基準は、エタノール換算で男性 30g 未満 / 日、女性 20g 未満 / 日。エタノール換算で 1 日 20g とは、500 mℓ缶ビール 1 缶、日本酒 1 合、ワイングラス 2 杯弱、ウイスキーダブル 1 杯、缶チューハイ 350 mℓ 1 缶。

からのことで、2011年に日本で初めて、ナッフルディーの疫学調査の結果が公表されました。そして現在では、ナッフルディーの患者数は1000～2000万人、うちナッシュの患者数は100～400万人と推定されています。その数は、今後さらに増えることが予想されます。

## 単純性脂肪肝と危険な脂肪肝炎（ナッシュ）の違い

ここで脂肪肝について整理しておきましょう。

脂肪肝は、かつてはアルコール性肝障害の一つで、過剰な飲酒によって脂肪肝になり、その一部が肝硬変や肝がんに進展することが知られていました。

しかし、お酒を飲まない、またはあまり飲まなくても脂肪肝になることがあります。その非アルコール性の脂肪肝をナッフルディー（NAFLD、非アルコール性脂肪性肝疾患）といいます。非アルコール性というのは、アルコールを全く口にしないということではなく、飲酒量の上限は、エタノール（エチルアルコール）に換算して、男性で1日30g未満、女性で1日20g未満です。

エタノール換算で20gとは、500㎖缶ビール1缶、日本酒1合、ワイングラス2

杯弱、ウイスキーダブル1杯、缶チューハイ350㎖1缶です。

ナッフルディーの患者さんのうち、8割以上は、炎症や肝組織の線維化を伴わず、脂肪肝のままで終わる「単純性脂肪肝」（NAFL《ナッフル》、非アルコール性脂肪肝）です。残りの2割弱は、炎症や線維化を伴う危険な脂肪肝のナッシュ（NASH、非アルコール性脂肪肝炎）です。ナッシュが怖いのは、その50％が進行性で、そのうちの20〜30％は、約10年で肝硬変や肝がんに進行していくという点です。

コラム

## 健康診断の血液検査でわかる脂肪肝の可能性

脂肪肝を健康診断や血液検査で発見する方法はないものでしょうか。

実は、目安となる健康診断の数値があります。

血液検査で肝機能を表す数値に、AST（GOT）とALT（GPT）があります。どちらも肝細胞でつくられる酵素で、肝細胞が壊れると血液中に増えます。ASTは肝臓以外の臓器にも多く含まれていますが、ALTは主に肝臓に存在しているため、肝機能を見る場合、よりALTが重視されます。

一般に、血液検査でALTが基準値の30を超えて高い場合は、肝臓に炎症が起きている疑いがあります。医療機関によっては、ALTの基準値は40以下のところもありますが、日本肝臓学会は30以下が適正であると公表しています。40以下だと、30を超えて炎症のあるケースを見逃してしまうからです。

さらに詳しい血液検査でわかる肝機能の検査項目に、「コリンエステラーゼ」があります。コリンエステラーゼはアセチルコリンを分解する酵素で、血液中のコリンエステラーゼは肝細胞でつくられます。

慢性肝炎や急性肝炎、肝硬変があると、ALTの数値は上がり、コリンエステラーゼの数値は下がります。これが肝炎を診断する一つの目安です。

ところがALTが高い、またはALTもASTも正常なのに、コリンエステラーゼがぐんと高い場合は、脂肪肝の疑いがあります。その状態で実際に画像診断すると、脂肪肝が見つかることが多いのです。

このように血液検査で脂肪肝が疑われる場合は、CT検査や超音波検査などの画像診断を行います。確定診断するには、肝臓から組織をとって顕微鏡で調べる肝生検組織診断をするのがベストですが、脂肪肝でそれを希望する人はほとんどいません。

# 脂肪肝が危険な理由

## 肝炎から肝硬変、肝がんに進行する危険

脂肪肝の多くは単純性脂肪肝ですが、ほうっておくとやがて脂肪肝炎のナッシュになることがあります。しかしナッシュになっても、軽度の炎症なら元に戻る可能性があります。肝臓は再生能力の高い臓器で、健康な肝組織を7割切除しても、元の肝臓に戻ることができるのです。

肝臓が炎症を起こしても、炎症で壊れた細胞は自己修復して再生します。しかし、炎症が長引くと、自己修復がうまくいかなくなり、壊れた細胞は瘢痕《はんこん》組織（きず）に変わります。これが線維化で、線維化して硬くなった組織は肝臓としての機能を果たせなくなってきます。この線維化がひどくなった状態が肝硬変です。そして線維化自体が、発がんを引き起こすリスクになります。

これが、ナッシュから肝硬変、肝がんへと悪化する道筋です。なかには、ナッシュからいきなり肝がんになることもあります。

これまで、ウイルス性肝炎やアルコール性肝障害が恐れられていたのは、それらが肝硬変や肝がんに進展し、死に至る危険性があったからです。お酒を飲まなくてもなる脂肪肝炎のナッシュも、同じように危険な道をたどることがあるのです。

B型やC型肝炎は治療法が確立し、ある程度治せる病気になりました。アルコール性肝障害も、アルコールをやめて治療に専念すれば治癒します。

しかし、アルコールを飲まなくても起こる脂肪肝炎のナッシュは、治す薬がなく、普段の食事などの生活習慣が原因となっているため、逆に治療が難しくなっています。だからこそ脂肪肝にならない、なっても悪化させないことが大事なのです。

実は、ナッシュが「危険な脂肪肝」といわれる理由は、それだけではありません。その理由を次に説明しましょう。

## 脂肪肝はメタボリック症候群に合併しやすい代表的な疾患

脂肪肝と内臓脂肪の蓄積は、切っても切れない関係にあります。肝臓に中性脂肪がたまるということは、同時におなかの中にも中性脂肪がたまっているということです。これが蓄積されると、内臓脂肪型肥満になります。

内臓脂肪型肥満は、メタボリック症候群（メタボリックシンドローム）の診断基準の必須項目ですが、内臓脂肪の量が過剰に増えると、これがメタボリックシンドロームのほかの診断項目である高血糖、血圧の上昇、脂質異常の原因にもなります。

正常な脂肪細胞からは、動脈硬化の進行を抑えたり、インスリンの感受性を高めて糖尿病を予防する善玉物質（アディポネクチン）が分泌されています。ところが、内臓脂肪が蓄積して脂肪細胞が肥大化すると、その分泌が抑えられてしまいます。

代わりに、いろいろな悪玉物質が脂肪細胞から分泌されるようになります。たとえば、インスリンの働きをじゃまして高血糖を招くＴＮＦ－α《アルファ》、血圧を上昇させるアンジオテンシノーゲン、中性脂肪の合成を盛んにして善玉のＨＤＬコレステロールの合成を低下させるＦＦＡ、血栓をつくったり血管の修復を妨げたりするＰＡＩ－１などです。

脂肪肝も糖尿病も高血圧も脂質異常症も、内臓脂肪の蓄積を背景にして発症する病気です。脂肪肝は、厚生労働省の定めるメタボリックシンドロームに入っていませんがが、推定で1000万人から2000万人いるといわれる患者数を考えると、メタボリックシンドロームに合併する代表的な病気と捉えていいでしょう。

すなわち、脂肪肝は、糖尿病、高血圧、脂質異常症と合併しやすく、これらの病気が動脈硬化を加速させていくのです。

## 血管の事故を起こし早死にの危険もある

メタボリックシンドロームの診断基準項目である内臓脂肪の蓄積、高血糖、血圧の上昇、脂質異常は、1つだけでも動脈硬化のリスクを高めますが、2つ以上重なると、さらに動脈硬化が進んで血管の事故を起こす確率が高くなります。

血管の事故とは、心臓や脳に血液を送っている血管が詰まったり、破れたりすることです。心臓に血液を送る冠動脈が詰まれば心筋梗塞や狭心症になりますし、脳に血液を送る脳動脈が詰まれば脳梗塞、破れれば脳出血を起こします。どれも、命に関わる病気です。

狭心症や心筋梗塞などの心疾患を起こした人が、動脈硬化の危険因子をどれくらい持っていたかを調べた調査があります。それによると、危険因子が1つもない人に比べ、1つある人は約5倍、2つある人は約10倍、3つ以上になると30倍と急激に危険度が高くなるのです。

怖いのは、メタボリック症候群の診断基準項目の一つひとつのリスクは低くても、それが重なると、心筋梗塞を起こす可能性が格段に高くなり、早死にの危険があるということです。

先に、脂肪肝をほうっておくと、ナッシュから肝硬変や肝がんに進行して、死に至る可能性があると述べましたが、そこまで行くには、ある程度の年月がかかります。脂肪肝を持っている人は、肝硬変や肝がんで亡くなる前に、血管の事故で命を落とす可能性もあるので

## 危険因子が３つ以上になると、心疾患リスクは30倍！

動脈硬化を起こす危険因子として、肥満、高血圧、糖尿病（高血糖）、脂質異常症があり、日本人において、危険因子を３つ以上持つ人の心疾患の発症リスクは、持たない人に比べて実に30倍以上にも及ぶといわれている。

◎危険因子：肥満、高血圧、糖尿病（高血糖）、脂質異常症

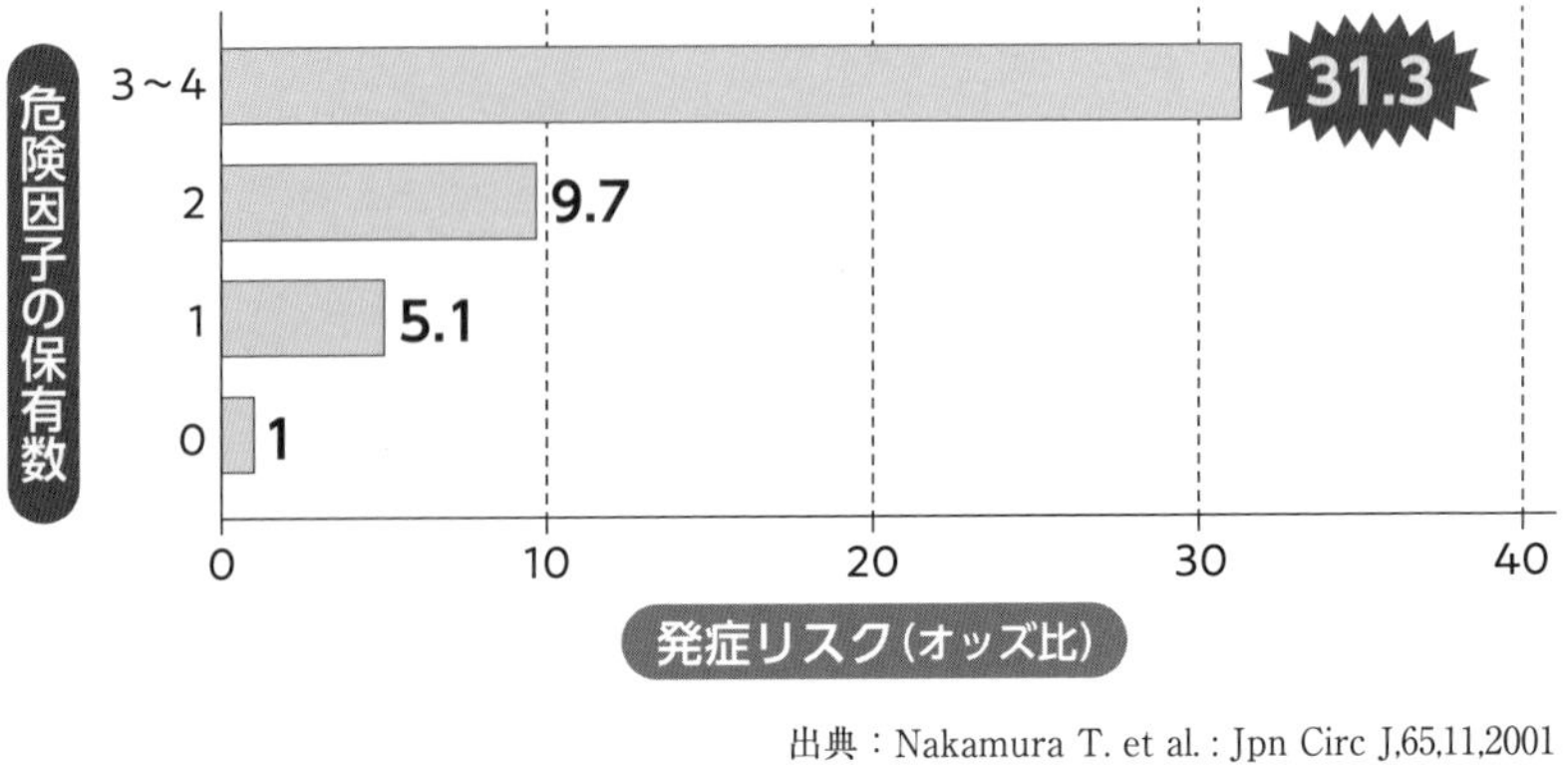


出典：Nakamura T. et al.：Jpn Circ J,65,11,2001

す。

## 血中にインスリンが多いとがんになりやすい

食事をして血糖値が上がるとインスリンが分泌されますが、空腹時では通常の分泌量は10ng／mℓまでです。それで血糖値は正常値に保たれますが、血中インスリン量が10ng／mℓでは空腹時の血糖値が正常まで下がらないため10ng／mℓ以上になる人がいます。インスリンの効きが悪くなっているためです。これをインスリン抵抗性といいます。

そういう人は、下がらないからもっと多くのインスリンを分泌して血糖値を下げようとします。こうなると血液中にインスリンが増えて、高インスリン血症と呼ばれる状態になるのです。脂肪肝の人は内臓脂肪も多いため、高インスリン血症になりやすく、高インスリン血症が肥満を招いてさらにインスリンの効きが悪くなり、インスリンの量が増える、という悪循環に陥りやすくなります。

大量のインスリンが出れば血糖は下がりますが、実は一方で、がんのリスクが高まる危険性があります。それは次のような理由からです。

インスリンは血糖を下げるだけでなく、グリコーゲンを合成する働きもしています。グリコーゲンはブドウ糖がたくさんつながったもので、運動時にはこれを分解してブドウ糖に変え、エネルギー源にします。

このグリコーゲンを合成する過程で、MAPキナーゼと呼ばれる、発がんに関わる因子も活性化されます。詳しい説明はここでは省きますが、インスリンは血糖値を下げる一方で、発がんやがんの増殖に関わる遺伝子も活性化してしまうのです。

つまり、高インスリン血症になって、インスリンが血中にたくさんある状態が続くと、発がんが促されたり、がんの増殖を助けたりするのです。実際、高インスリン血症の人は、そうでない人に比べて、すい臓がんが6倍、大腸がんが2倍、乳がんが3～4倍高いということが報告されています。

## 特に怖いのは2型糖尿病との合併

脂肪肝は、2型糖尿病を合併しやすい病気です。なぜなら、どちらも糖質が深く関わっているからです。とりすぎた糖質は高血糖を招き、中性脂肪になって肝臓にたまります。糖質のとりすぎから高インスリン血症になれば、中性脂肪がたくさん合成されて、脂肪肝や肥満が進行します、また、インスリンを分泌するすい臓も疲弊して、糖尿病が悪化していきます。

日本糖尿病学会が発表した、糖尿病患者の死因を調べた調査があります。それによると、がんによる死亡が最も多く、39・1％もありました。この調査結果が出るまで、糖尿病患者の死因は、脳梗塞や心筋梗塞などの血管事故か腎不全だろうというのが、おおかたの人の見解でした。ところが、心疾患で亡くなる人よりも、がんで亡くなる人が圧倒的に多かった。この結果は、衝撃的でした。

日本人の３人に１人ががんで亡くなるといわれるようになってずいぶん時がたちましたが、２型糖尿病になると10人のうち４人は、がんで亡くなっているのです。その中で最も多いのが肝がんでした。これと肝硬変を合わせると、17・５％もの人が肝臓の病気で亡くなっています。これは、心筋梗塞、脳梗塞を合わせた死亡者数よりも多いのです。

このことからいえるのは、２型糖尿病があったら、脂肪肝や、ちょっと肝機能が悪いという程度の人でも、治療を怠ってはいけないということです。単純性脂肪肝でも、糖尿病と合併すると、どんなリスクが待っているかわからないのです。

## こんな習慣が脂肪肝を招く

脂肪肝は生活習慣によって起こる病気です。なかでも大きな影響を与えるのが、食生活です。日本人の主食である炭水化物は、エネルギー源として必要なものですが、とりすぎると中性脂肪になって、体内にためられます。エネルギーの6割を炭水化物からとっている日本人は、脂肪肝になりやすい民族ともいえます。だからこそ、食生活には特に注意が必要です。

### ・大食い、早食いの習慣

ごはんや麺類が大好きという人は多いでしょう。しかし、大盛りごはんやラーメンライスのように、大量の糖質をとると血糖値が大幅に上がり、大量のインスリンが放出されます。それが中性脂肪をため込む原因であることは、今まで見てきたとおりです。大食漢、大食いの人は今すぐ改めましょう。

早食いもよくありません。食べ方が早いと血糖値が急激に上昇し、それを処理するために大量のインスリンが出ます。これも、中性脂肪をため込む原因になります。また、食べ方が早いと満腹中枢が刺激される前にたくさん食べてしまうので、結果的に太ってしまいます。

よく噛んで、ゆっくり食べれば、適度な量で満腹感が得られます。また、よく噛んでゆっくり食べることにより生じる「食事誘発性熱産生」（１００ページ参照）によってエネルギーが消費されるので、肥満防止に役立ちます。

### ・間食、甘いものが好き

甘いもの好きも要注意です。甘いものに含まれている砂糖などの糖類は吸収が早いので、とると急激に血糖値が上がり、インスリンが大量に出ます。

特によくないのは、甘いジュースや清涼飲料水、炭酸飲料、砂糖を入れたコーヒーです。甘い飲料に入っている糖分はすぐに吸収されて、大量のインスリンを出します。脂肪肝だけでなく、糖尿病の原因にもなります。

また、間食もやめましょう。小腹がすくと、ついおやつに手が伸びてしまいますが、せっかく血糖値が安定し、インスリン量も下がっているときにおやつを食べると、また血糖値が上がりインスリンがどっと出てきます。

インスリンは「肥満ホルモン」と呼ばれます。過剰になった糖から中性脂肪をつくってどんどんため込む作用と、中性脂肪の分解を止めて脂肪の消費を抑える作用があるからです。肥満になると、インスリンの効きが悪くなって、さらにインスリンが大量に出るようになり、肥満が進みます。

空腹になったら、脂肪を減らすチャンスだと思ってください。空腹になると、肝臓にため込まれた中性脂肪が真っ先にエネルギー源として使われ始めるからです。これを「糖新生」（82ページ参照）といいます。全く新しい脂肪肝の治療法が、この「糖新生」の活用です。

どうしても甘いものを食べたいなら、食後に食べるといいでしょう。

**・野菜不足**

炭水化物好き、肉好きの人は、野菜嫌いの傾向があります。実際に脂肪肝の人は、野菜の摂取量が少ないようです。

野菜には、活性酸素を消去する働きの強いファイトケミカルやビタミン（抗酸化物質）が豊富に含まれています。こうした抗酸化物質が、体を酸化ストレス（酸化によって細胞や遺伝子が傷つけられること）から守り、脂肪肝の進行や悪化を防いでくれ

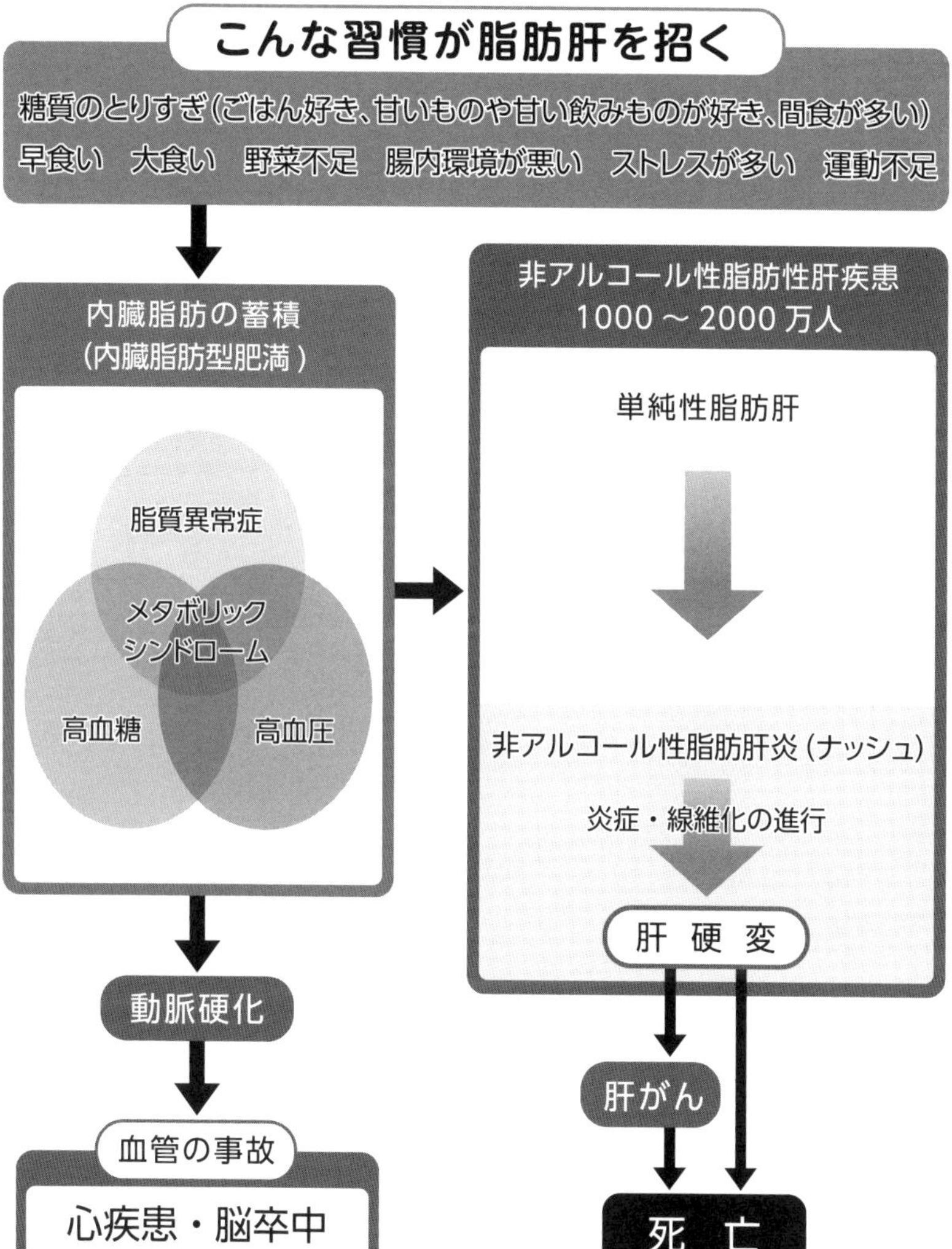


「脂肪肝」が怖い理由　❶ 死につながる脂肪肝炎（ナッシュ）のリスク
❷ メタボリック症候群による血管事故のリスク

ます。したがって、野菜不足の人は酸化ストレスに弱く、ナッシュに進行しやすくなります。

また、野菜を食べないと食物繊維不足になります。食物繊維は糖の吸収を緩やかにするので、炭水化物をとっても、血糖値が急激に上がることはありません。

もう一つ食物繊維の効果として重要なのが、腸内環境の改善です。

最近、腸内環境をよくすると肝機能が改善するという報告が相次いでいます。腸内環境をよくするには、善玉菌を増やすことが大事です。その善玉菌のエサになるのが水溶性の食物繊維です。さらに、野菜不足では便秘にもなりやすく、便がたまれば腸内環境も悪化します。

**・運動不足**

過剰なエネルギーを消費したり、たまった脂肪を燃やしたりするのに必要なのは、適度な運動です。脂肪を燃やすということは、中性脂肪をブドウ糖に分解し、エネルギーとして使うということです。運動をすれば、肝臓や脂肪組織にたまった中性脂肪も減らすことができます。

とはいえ、若い頃に運動をしていた人でも、仕事が忙しかったり、年齢を重ねて体力が衰えてきたりすると、ついつい運動から遠ざかってしまいます。そのため、気づかないうちに肝臓やおなかに脂肪をため込んでしまいます。

### ・ストレスの多い生活

脂肪肝は働き盛りの人によくみられます。仕事に追われ、精神的にストレスが多い生活は、不規則な食事や夜遅い食事、過食、運動不足などを招きがちで、体内の中性脂肪が増える原因となります。

また、ストレスが多いと活性酸素が増えます。精神的ストレスは自律神経のバランスを崩し、活性酸素の量を大幅に増やします。この大量に増えた活性酸素が脂肪肝を悪化させます。

以上、脂肪肝を招く主な生活習慣をあげましたが、いずれもよくありがちな生活習慣です。思い当たる人は多いのではないでしょうか。

## 危険な脂肪肝（ナッシュ）を発症させ悪化させる要因

脂肪肝があっても、単純性脂肪肝のままで終われば、それほど大きな健康問題を起こすことはありません。しかし単純性脂肪肝であっても、それがある限り、脂肪肝炎のナッシュになる可能性があります。

単純性脂肪肝をナッシュに変える要因は何でしょうか。私は、次の3つがナッシュの発症と進行に大きく関わっていると考えています。

### 1．インスリンの分泌過多による高インスリン血症

1つは、暴飲暴食、大食い、早食いによるインスリンの分泌過多です。

糖質のとりすぎなどによって肝臓に脂肪が増えると、血糖値が下がりにくくなります（インスリン抵抗性）。すると、血糖を下げようとして、さらに多くのインスリンが分泌されて血液中にインスリンが過剰になり、高インスリン血症が生じます。イン

スリンが増えると体内に中性脂肪がたまりやすくなり、脂肪肝の悪化に拍車がかかるのです。

## 2. 活性酸素による酸化ストレス

2つめが、活性酸素による酸化ストレスです。

活性酸素は、非常に不安定な酸素で、自らを安定させるために、強い反応力で周りを攻撃していきます。これが酸化です。呼吸で取り入れた酸素の約2%は、毒性の強い活性酸素に変化します。

活性酸素は、体内では細菌やウイルスを撃退して感染を防御したり、細胞間の情報伝達をするなど、体に有用な働きをします。しかし過剰になると、細胞や遺伝子を傷つけて発がんを促したり、炎症を起こしたり、動脈硬化を促進するなど、さまざまな病気の要因になります。

脂肪肝になった肝細胞は、活性酸素による酸化ストレスを受けると炎症を起こし、組織が壊れて線維化していきます。酸化ストレスを受け続けると、さらに線維化が進み、肝硬変やがんが発症しやすくなります。ウイルス性肝炎とは全く違う機序で、肝

## 危険な脂肪肝（ナッシュ）の発症と進行に影響する要因

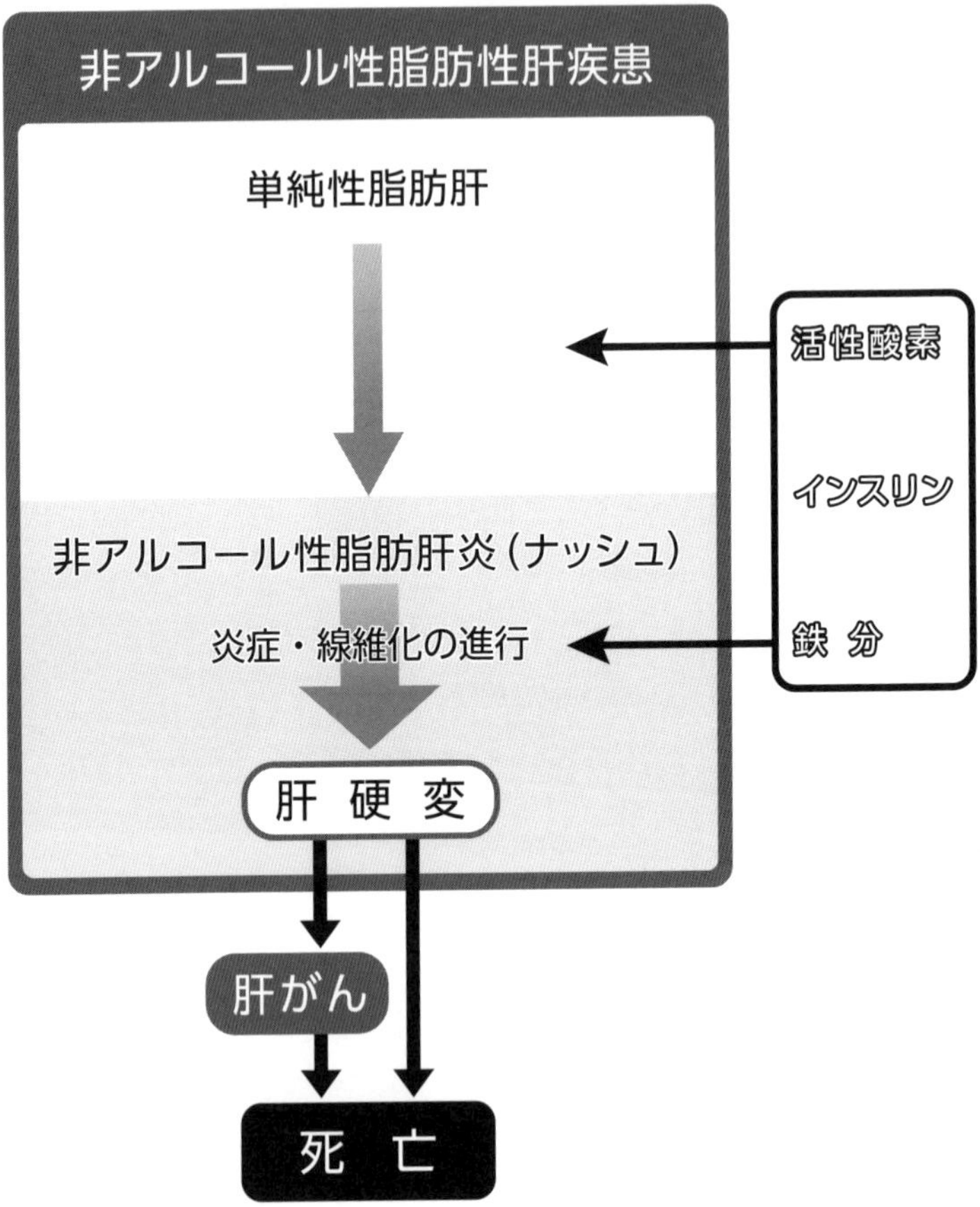

臓が壊れていくのです。脂肪肝の悪化に関して、酸化ストレスの影響は大きいといえます。

## 3．鉄分のとりすぎによる酸化

3つめは、鉄分のとりすぎによる害です。

活性酸素の一種に「スーパーオキシド」という物質があります。通常、スーパーオキシドは解毒酵素によって過酸化水素に分解された後、水あるいは水と酸素に分解され、無毒化されます。ところが、過剰な鉄があると、鉄と過酸化水素が反応して「ヒドロキシルラジカル」という超悪玉の活性酸素に変わるのです。ヒドロシキルラジカルの酸化力は、スーパーオキシドの数十倍と猛毒です。

このとき、鉄は触媒として働きます。触媒とは、化学反応を大幅に促進する物質です。鉄が触媒となり、過酸化水素からヒドロキシルラジカルが生じる反応を「フェントン反応」といいます。血液が集まる肝臓は、鉄分の多い臓器です。鉄分を多く含む食事をすると、鉄分が肝臓にたまりやすくなって、フェントン反応が起きやすくなり、多くのヒドロキシルラジカルが発生することになるのです。

人間はヒドロキシルラジカルを無毒化する能力を持っていません。これに対抗できるのは、野菜に多いファイトケミカルとビタミンEだけです。野菜スープには、ファイトケミカルもビタミンEも豊富です。私が野菜スープをお勧めする理由の一つは、ここにあります。

しかし、ファイトケミカルをとっても、大量のヒドロキシルラジカルが生じると完全に処理できない恐れがあります。活性酸素による脂肪肝の悪化を防ぐには、鉄によるフェントン反応を避けるために、過剰な鉄分摂取を抑えることが大切です。

鉄分の摂取に関して、一般の人はあまり神経質になる必要はありませんが、すでに肝炎や脂肪肝を指摘されているなら、レバーや赤身肉（魚類の血合いも）など鉄分を多く含む食材は避けたほうがいいといえます。

鉄に注目した肝炎の治療法として、血を抜く瀉血《しゃけつ》療法があります。瀉血療法は、2006年にC型肝炎の補助療法として保険適用になっています。また、C型肝炎の患者さんには鉄制限食が指導されています。

# 第3章

# 脂肪肝は自分で治せる病気！薬では治らない、治せるのは自分だけ

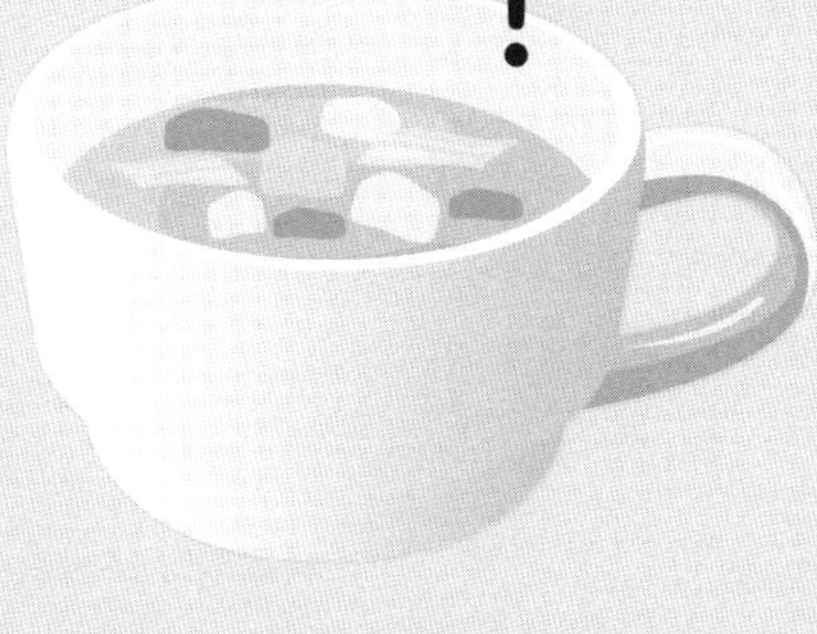

# 脂肪肝に対する当院の治療方針（麻布医院方式）

私はアメリカの大学で最先端医学の研鑽《けんさん》を積んで帰国し、臨床医に転じました。そのとき、どんなに最先端の医学であっても、医学だけでは治療に限界があることを知りました。今の時代の病気には生活習慣が深く関わっています。そこから見直さないと、病気は完治できないと思ったのです。

どんな病気でも、可能性があれば、あきらめずにあらゆる治療を試みることは、医療の基本です。そのために、常に最新の医学情報を踏まえて、可能性のある最良の治療を患者さんに提供できるように努力してきました。

一方で、薬に頼りすぎることも戒めています。がんをはじめ生活習慣病の多くは、普段の食事や生活のあり方が関与しています。患者さんがどんな食事をし、どんな生活をしたら病気を乗り越えられるのか、再発を防げるのか、患者さんに寄り添った具体的なアドバイスが必要だと考えています。

脂肪肝に対しては、次のようなことを治療の方針にしています。

## 肝臓だけでなく、患者さんの全身を診る

当院を受診される脂肪肝の患者さんは、危険な脂肪肝のナッシュに進行し、肝機能に異常がある方がほとんどです。ナッシュに進行している患者さんは、ほかの生活習慣病を合併していることが多いので、必ず、肝臓だけでなく、患者さんの全身状態を診ながら治療する必要があります。

## メタボリック症候群を治療しながら、脂肪肝の改善を目指す

ナッシュの患者さんに多いのは、血圧が高い、血糖値が高い、コレステロール値も尿酸値も高いというように、メタボリックシンドロームを2つも3つも合併しているケースです。なかにはナッシュも重度で、ALT（GPT）、AST（GOT）が、基準値（30IU／ℓ以下）を大幅に超えて100IU／ℓ以上もあり、このままでは本当に早死にしてしまうのではないかと心配されるような患者さんもいます。

合併しているメタボリックシンドロームは、内臓脂肪の蓄積という、共通の背景を

持っており、脂肪肝と相互に悪影響を及ぼしあっています。ですから、メタボリックシンドロームを治療しながら、脂肪肝の改善を目指していきます。

同時に、原因である内臓脂肪の蓄積を改善しなければなりませんから、生活習慣の見直しは必須です。

## 治療は薬の補助と生活指導の2本立て

当院におけるナッシュの治療は、まず生活習慣病の改善指導を行って、ナッシュを招いた生活習慣を見直してもらいます。それと同時に、肝機能や生活習慣病を改善する薬を補助的に処方します。

肝機能を改善するために使う薬は、肝細胞が壊れるのを抑える薬（ウルソデオキシコール酸）、肝障害の原因となる活性酸素（ヒドロキシルラジカル）をブロックする薬（ビタミンE）、脂質代謝を改善する薬（ベザフィブラート）、インスリン抵抗性を改善する薬（ピオグリタゾン）などです。こうした処方で、肝機能は改善していきます。

大事なことは、患者さんが次に来院したときに、数値が改善していることです。数値が改善していたら、治る希望が出てきます。治療に対してモチベーションが上がり、自分でも努力しようと思うようになります。

ただし、薬で肝機能は改善できても、脂肪肝そのものを治す薬はありません。脂肪肝と合併しやすい糖尿病、高血圧、脂質異常症などの生活習慣病は、すでによく効く薬がありますが、肝臓にたまった中性脂肪を落とす薬は、ないのです。

そこで重要になってくるのが、生活習慣の改善です。当院では、生活習慣を見直していただくために、投薬と並行して生活習慣病の改善指導に力を入れています。生活習慣病の改善指導は、食事療法と運動療法が基本になります。

# 患者さんへの生活指導（生活習慣病の改善指導）

## 脂肪肝は自分で治せる病気

当院では夕方の4時から5時半まで、外来をクローズして、患者さんに個別指導をする時間を設けています。脂肪肝になった原因は生活習慣の中にありますから、患者さんの話を聞き、ナッシュになった原因がどこにあるのか、なぜ肝機能が改善しないのか、患者さんの生活の中から探していきます。それを細かく分析しないと、的確なアドバイスができないからです。

そのうえで、患者さんに合った生活指導のメニューを一人ひとり紙に書いてお渡ししています。患者さんがやりやすいことを、より具体的に示して、セルフケアをサポートすることが大事だと思っています。

個別指導をする際に、必ず最初に患者さんに申し上げることは、

「脂肪肝は自分で治せる病気です」

「治せるのは自分だけです」

ということです。

何度もいうように、脂肪肝は薬では治せません。薬は肝機能の数値を改善して肝炎の進展を防いでくれますが、脂肪肝を治すことはできません。しかし、薬では治せない脂肪肝も、自分自身で治すことができるのです。「自分で治せる」という意識を持つことで、病気との向き合い方が変わり、食事療法と運動療法に真摯に取り組むようになります。そうすることによって、その後の結果が大きく違ってきます。

薬で肝機能がよくなった患者さんの中には、ナッシュが治ったと思い、元の食生活に戻ってしまう方がいます。すると、次の健康診断のときにはまた肝機能が悪くなって、当院に帰ってきてしまうケースがよくあります。

肝機能がよくなっても、脂肪肝が治ったわけではありません。脂肪肝がある限り生活習慣の見直し、特に食事の改善は重要で、それを普段の食事として定着させることが大事なのです。

食事療法と運動療法は、脂肪肝を治す薬と同等です。脂肪肝を治すのは、医者や薬ではなく、患者さん自身なのです。

## 真っ先に肝臓の脂肪が落ちる「糖新生」を活用

脂肪肝を治すには、減量して肝臓から中性脂肪を落とさなければなりません。

ここで朗報を一つ。中性脂肪は肝臓でつくられるので、肝臓にたまりやすいのですが、一方で、肝臓にたまった中性脂肪はちょっとした工夫で落ちやすいという特徴があります。

血中のブドウ糖濃度（血糖値）は食後2時間ぐらいから低下し、3時間後には小腹がすいて空腹になります。しかし、空腹になってもグリコーゲンの分解と「糖新生」によって血糖値は維持されるため、低血糖を起こすことはありません。

「糖新生」とは、エネルギー源である食事からとった糖やグリコーゲンの貯蔵が不十分になったとき、糖質でない前駆体からブドウ糖を合成してエネルギー源として使うというシステムです。

糖新生に利用される主な基質（材料となる物質）は、中性脂肪、乳酸、糖原生アミノ酸（糖新生に用いられるアミノ酸）です。糖新生によって、肝臓でつくられるブドウ糖はほぼ中性脂肪由来と考えられています。絶食時には、中性脂肪が加水分解され、グリセリンと脂肪酸になります。そして、グリセリンからブドウ糖が糖新生され、脂肪酸はβ《ベータ》-酸化されて糖新生に必要なエネルギーを生成します。

この糖新生のほとんどは肝細胞で行われます。

また、肝臓のグリコーゲンから補給されるブドウ糖は5~6時間ぐらいしか維持できないため、最後の食事から6時間ほどたつと、血糖値は主に糖新生によって維持されるようになります。すなわち、空腹が糖新生のスイッチをオンにして、肝臓の中性脂肪を減らしてくれるのです。

クマやリスは、この糖新生を利用して冬眠をしています。

冬眠する前にドングリの実をおなかいっぱい食べると、ドングリの実のでんぷんが最終的に中性脂肪になり、肝臓や脂肪細胞にためられます。冬眠中は何も食べなくても、この中性脂肪からブドウ糖をつくってエネルギー源にし、生命活動を維持しているのです。

糖新生を行うメインの場所は肝臓です。ですから、間食は飴玉一つでも避けるようにして、毎日3食の食間を6時間以上空けて、糖新生のスイッチをオンにキープすれば、真っ先に肝臓の中性脂肪から落ちていきます。

## 食習慣改善のポイント

減量するためには、まず食生活の見直しが必要です。脂肪肝は、簡単にいってしまえば、血糖値の急激な上昇によって高インスリン血症になり、肝臓に中性脂肪がたまる病気です。原因は糖質のとりすぎにありますから、その食習慣を改めることが大前提です。

とはいえ、とりすぎの内容は人によって違います。ごはんが好きな人もいれば、甘いものが好きな人もいます。アルコールも糖質なので、一定以上飲めば脂肪がたまります。そういうことを説明し、食事の様子などを聞いて、その患者さんがなぜ脂肪肝になったのかがわかると、対策が見えてきます。

## 脂肪肝の食事療法はメタボの改善にも役立つ

肝臓にたまった中性脂肪を落とす食事は、内臓脂肪を落とす食事でもあります。内臓脂肪も、脂肪細胞にたまった中性脂肪ですから、糖質を減らせば落とすことができます。

内臓脂肪の蓄積が、メタボリックシンドロームの原因になっていることは、これまで説明してきたとおりです。したがって、中性脂肪を減らす食事はメタボの根治的な食事療法になります。

## 7%以上の減量で危険な脂肪肝が改善する

『NAFLD／NASH診療ガイドライン』（2020年11月）には、体重減少でナッシュや単純性脂肪肝の病態を改善することができると書かれています。どれくらい減量したらいいのかといえば、7%以上の減量でナッシュの炎症が軽減し、10%以上で線維化も改善することが示されています。

7%減量すれば肝機能の回復が見込めるのですから、減量の一つの目安になります。

当院でも減量指導をしていますが、7%の減量はそんなに難しいものではありません。たとえば、体重が80kgの人なら、5・6kgやせればいいのです。これを短期間で減量するのは厳しいですが、私が発見した減量法なら、半年で達成できます。それは「1日におにぎり1個分、200キロカロリー減量法」です。

## ストレスがなく半年で5kgやせる「1日200キロカロリー減量法」

おにぎり1個は、約200キロカロリーです。「1日におにぎり1個分、200キロカロリー減量法」は、現状の食事から、これだけ減らす方法です。

コンビニに行っておにぎりを見ると、梅干しや昆布などのおにぎりはだいたい200キロカロリーと表示してあります。おにぎり1個分の200キロカロリーを毎日減らすと、1カ月で1kg弱、半年で5kg、1年で10kgの体重を落とすことができます。

「え〜っ、ウソでしょう」と思うかもしれませんが、本当です。計算をしてみましょう。

200キロカロリーを毎日減らすと、30日で6000キロカロリーになります。おにぎり1個減らすだけで、1カ月で6000キロカロリー減らすことになります。

では、6000キロカロリー減らすと、どれくらいの脂肪が落ちるのでしょうか。

脂肪1kgの熱量は7200キロカロリーです。そこで、6000キロカロリーを7200キロカロリーで割ると、0・833。1カ月で833gの脂肪が落ちることになります。

ということは、半年で4・998kg、約5kg、12カ月で9・996kg、約10kg減量できることになります。

200キロカロリーは、おにぎり1個、軽くごはん1膳程度、コロッケなら1個です。コンビニやスーパーで食料品を買うときにカロリーを意識して見るようにすると、食品のどれが200キロカロリーか、だいたい見当がつくようになります。見当がつくようになったら、食事の中でその分を減らしていきます。

200キロカロリーは、3食たべる中で減らしていきます。1日の食事で、トータルで200キロカロリーを減らすだけですから、それほどストレスになることもなく、

## 「1日200キロカロリー減量法」の計算

(現状の食事量から、毎日200キロカロリー減らすと仮定)

1日に200キロカロリー減らせば、1カ月では6000キロカロリー減となる

200㎉×30日＝6000㎉

1カ月に6000キロカロリー減らすと、脂肪1kgは7200㎉に相当するので、

6000㎉÷7200㎉＝0.833　**約1カ月で脂肪は833g減る**

半年続けると、

0.833kg×6＝4.998kg　**約5kg減量**

1年では、

0.833kg×12＝9.996kg　**約10kg減量**

続けやすいと思います。

ごはんを半膳に減らす、外食でもごはんは半分にする、あるいは、習慣にしていた間食をいっさいやめるというのでもいいでしょう。

200キロカロリーを、もしウォーキングで減らすとなると、身長や体重によって消費カロリーは違いますが、ざっくり計算すると、1分間に80mの速さで、1時間歩かなければなりません。距離にして4・8㎞です。それを考えると、おにぎり1個分を減らしたほうがずっとらくでしょう。

この方法に変えてから、減量で挫折する患者さんが減りました。

## 野菜スープを利用すればさらにらくに減量できる

「1日200キロカロリー減量法」を、無理なく確実に実践できる方法があります。

それが、本書で紹介する「野菜で作るファイトケミカルスープ」です。ファイトケミカルスープを利用すると、減量はぐんとらくになります（詳しくは第5章参照）。

# 第4章

# 脂肪肝を治し肝臓を元気にする食事術

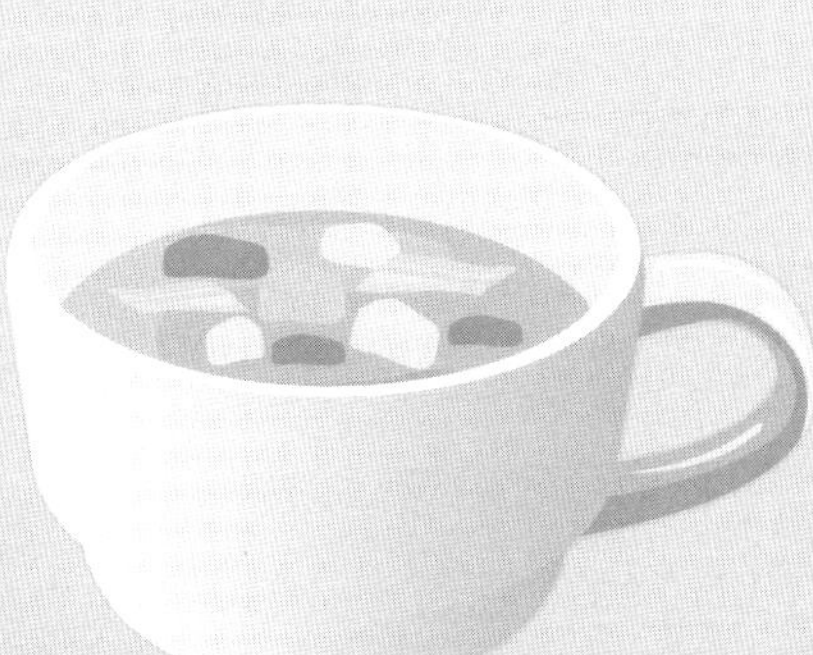

## 「肝臓の脂肪が落ちる秘伝の奥義」6つのポイント

脂肪肝を自分で治すセルフケアの中心は、食事療法です。今までやっていた脂肪をためる食事から、脂肪を落とす食事に変えて、肝臓を元気にしなければなりません。肝臓は、中性脂肪を合成する場であると同時に、中性脂肪を分解する中心的臓器です。そのため、肝臓にたまった中性脂肪は落ちやすく、ここで紹介する「肝臓の脂肪が落ちる秘伝の奥義」を実践すれば、確実に落とすことができます。

**ポイント1**

### ファイトケミカルスープ（野菜スープ）で肥満と酸化を防ぐ

**【効果】1日400gの野菜の摂取で、抗酸化物質と食物繊維がとれる
酸化ストレスを防ぎ、血糖値の急上昇を防ぐ、ダイエット法**

私がお勧めする食事療法の中で柱となり、患者さんにも評判がいいのがファイトケ

ミカルスープです（詳しくは第1章と第5章を参照）。キャベツ、タマネギ、ニンジン、カボチャという身近な野菜で作るこのスープには、ファイトケミカルが豊富に含まれています。

ファイトケミカルは、野菜や果物にしかつくれない天然の有効成分です。五大栄養素にはない、次のような多様な機能を持っています。

①抗酸化作用、②抗がん作用、③免疫増強・調節作用、④抗アレルギー・抗炎症作用、⑤解毒（デトックス）作用、⑥血液サラサラ作用、⑦動脈硬化抑制作用、⑧抗老化作用などです。

特に脂肪肝で期待したいのが、酸化ストレスを防ぐ抗酸化作用です。

活性酸素は、体内で過剰になると、肝臓にたまった脂肪を酸化させて炎症を起こし、炎症を悪化させて線維化（細胞が壊れ硬くなること）を進展させます。また、活性酸素は肝細胞を直接傷害する作用もあります。

ファイトケミカルスープは、活性酸素を消去して、こうした活性酸素の害を防いでくれるのです。

## 食事の最初に飲めば血糖値の上昇が緩やかになる

患者さんには、**このスープを朝食と夕食の2回（可能であれば昼食も含めて1日3回）、食事の最初に飲む**ことをお勧めしています。

ファイトケミカルスープは食物繊維の宝庫でもあります。スープには、水溶性食物繊維も不溶性食物繊維もたっぷり含まれています。食事の最初に飲めば、野菜に含まれる豊富な食物繊維が糖質の吸収を抑えるので、血糖値の上昇を緩やかにします。

また、野菜スープを飲むことで満腹感が得られ、食べる総量が減るので、減量がらくにできます。

## いろいろな野菜料理で抗酸化物質をとる

厚生労働省が推奨している1日の野菜の摂取量は、350〜400gです。ファイトケミカルスープの基本の材料となる野菜は、400gです。野菜の摂取量が350gを超えてからがんが減ったというアメリカの報告があるので、それより多い400gの野菜をとれるようにしました。

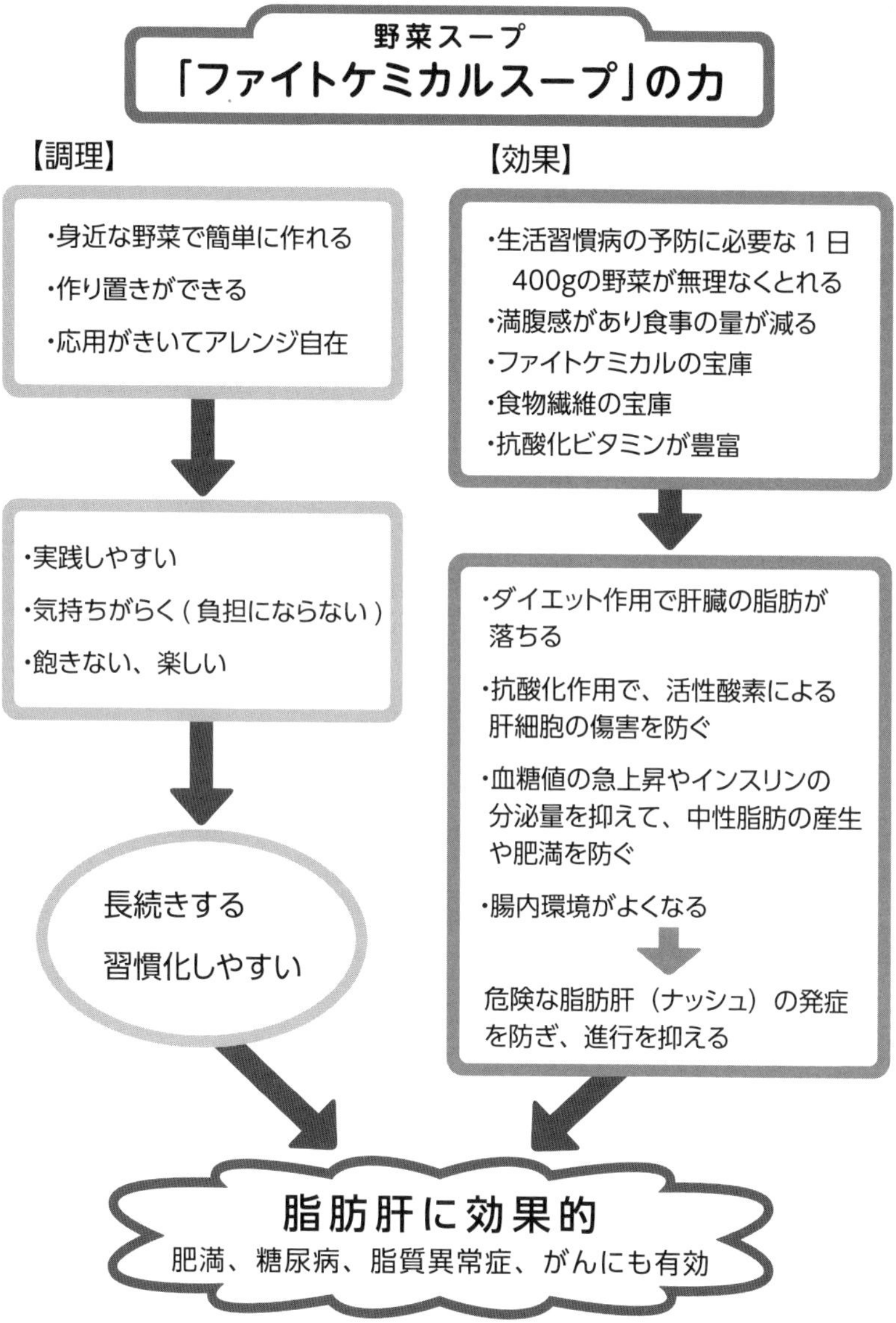
野菜スープ
「ファイトケミカルスープ」の力
【調理】
・身近な野菜で簡単に作れる
・作り置きができる
・応用がきいてアレンジ自在
・実践しやすい
・気持ちがらく（負担にならない）
・飽きない、楽しい
長続きする
習慣化しやすい
【効果】
・生活習慣病の予防に必要な1日400gの野菜が無理なくとれる
・満腹感があり食事の量が減る
・ファイトケミカルの宝庫
・食物繊維の宝庫
・抗酸化ビタミンが豊富
・ダイエット作用で肝臓の脂肪が落ちる
・抗酸化作用で、活性酸素による肝細胞の傷害を防ぐ
・血糖値の急上昇やインスリンの分泌量を抑えて、中性脂肪の産生や肥満を防ぐ
・腸内環境がよくなる
危険な脂肪肝（ナッシュ）の発症を防ぎ、進行を抑える
脂肪肝に効果的
肥満、糖尿病、脂質異常症、がんにも有効

スープのほかにも、サラダや蒸し野菜、炒め物、煮物など、どんな食べ方でもいいですから、トータルで1日400gの野菜をとるようにしてください。野菜に、食べすぎはありません。

その中でも、私がファイトケミカルスープを勧めるのは、スープにするとたくさんの野菜が無理なく食べられて、しかも、野菜の有効成分を最も効率的に、余すところなく取り入れることができるからです。抗酸化物質（酸化を抑える物質）のファイトケミカルをたくさんとるには、野菜スープにするのが一番です。

**ポイント2**

## GI値の低い食品で脂肪肝と肥満を防ぐ

### 【効果】食べる食品の違いで血糖値の急上昇を防ぐ、ダイエット法

日本人は、食事からとる摂取カロリーの6割を、炭水化物からとっています。炭水化物は糖質と食物繊維に分かれますが、エネルギーとして使われるのは、炭水化物の大半を占める糖質です。血糖値を上げるのはこの糖質だけですから、どのような糖質をとるかは、非常に重要な問題です。

糖質は、吸収の度合いによって、血糖値の上がり方が違います。その血糖値の上がり方の違いを数値に表したのが、「ＧＩ値（グリセミック・インデックス）」という指数です。「血糖上昇指数」ともいいます。

ＧＩ値は、50ｇのブドウ糖を摂取したときの血糖上昇率を１００としたとき、同じ量の糖質を含む他の食品をとったときの血糖上昇率がどれくらいかを表した数値です。

この数値が高い（１００に近づく）ほど、食後の血糖値の上がり方は早くなり、低ければ緩やかになります。ＧＩ値が70以上なら高ＧＩ食品、55以下は低ＧＩ食品です。

ＧＩ値の高い食品は血糖値が急上昇しやすく、インスリンが大量に分泌され、脂肪

## GI 値の高い食品と低い食品

**GI 値の高い食品**

（血糖値が急上昇しやすく、インスリン分泌が増大）

白米（88）
うどん（85）
フランスパン（95）
コーンフレーク（84）

**GI 値の低い食品**

（血糖値の上昇が緩やかで、インスリン分泌が穏やか）

玄米（55）
日本そば（59）
全粒粉パスタ（37）
春雨（26）

※かっこ内は GI 値

肝や肥満の原因になります。逆に、GI値の低い食品は血糖値の上昇が緩やかで、インスリンの分泌も少なく脂肪肝や肥満を防ぎます。

糖質は、一番小さな単位（単糖）のブドウ糖が最も吸収されやすく、ブドウ糖がたくさん結合すると多糖類になります。この多糖類の代表が、でんぷんです。日本人が主食でとるごはん、麺類、パン、パスタなどに含まれる糖質は、主にでんぷんです。穀物以外にも、サツマイモやジャガイモなどのイモ類に含まれています。

## 白っぽい食品より黒っぽい食品を選ぶ

同じようにでんぷんを含む食品でも、GI値は異なります。穀物の精製度が低く、消化されにくい成分が多くなれば、GI値は低くなります。反対に白米やパンのように精製度が高くなると、GI値も高くなります。麺類でもうどんが高く、そばが低いのは、そばに食物繊維が多いからです。一般に色が白いものほど精製度が高く、GI値も高いと思っていいでしょう。

ごはん好きには少々残酷な話になりますが、ごはんは白米ではなく、精製していない玄米や、白米に雑穀を混ぜた雑穀米にするといいでしょう。

## GI値が低い食べ物で太りにくくなる

| 高GI値食品 ↑ 低GI値食品 | GI値 | 食品 |
| --- | --- | --- |
| | 100 | ブドウ糖 |
| | 90〜99 | 食パン、フランスパン、菓子パン（あんぱん） |
| | 80〜89 | 精白米、うどん、そうめん、コーンフレーク、ショートケーキ、ドーナツ、練乳、ジャガイモ |
| | 70〜79 | 精白粉パン、ベーグル、フライドポテト、カボチャ、そら豆、スイカ |
| | 60〜69 | マフィン、ライ麦パン、クロワッサン、アイスクリーム、パイナップル、レーズン |
| | 50〜59 | 玄米、そば、中華麺、バナナ、ブドウ、キウイフルーツ、サツマイモ、トウモロコシ、ハチミツ |
| | 40〜49 | パスタ（リングイネ、カペリーネ）、オールブラン、ベーコン、ハム、ソーセージ、豚肉、鶏肉、マグロ、アジ、エビ、イカ、メロン、ナシ、柿、オレンジ、ニンジン、チョコレート |
| | 30〜39 | 全粒粉パスタ、卵、納豆、タマネギ、リンゴ、西洋梨、レモン、ひよこ豆、レンズ豆 |
| | 20〜29 | 春雨、ヨーグルト、キャベツ、ピーマン、ダイコン、ブロッコリー、インゲン豆、ナス、レタス、コマツナ、チンゲンサイ、キュウリ、モヤシ、エノキ、エリンギ、シイタケ、イチゴ、アボカド、グレープフルーツ、モモ、サクランボ |
| | 10〜19 | ピーナッツ、大豆、ホウレンソウ、トマト、ヒジキ、コンブ |

## GI値を下げる食べ方で太りにくくなる

1．食物繊維を含む野菜、海藻類、キノコ類から先に食べると、全体のGI値が下がる
2．ゆっくりよく嚙んで食べるとGI値が下がる

パンも同様で、未精製の全粒粉パンや、ライ麦で作ったライ麦パンがお勧めです。パンで気をつけたいのは、フランスパンです。GI値が95と、ブドウ糖に迫る高さです。フランスパンはなるべく食べない。食べるなら、食事の最後に少量です。

意外なことに、パスタ類は、低GI（GI値55以下）食品です。

主食のGI値に気をつけるだけでも、血糖値の上がり方は違います。さらに、次に述べる「食べる順番」を考えて食事をすると、同じ食品でもGI値が低くなります。

### ポイント3

## ベジファーストでGI値を下げる（食べる順番が重要）

**【効果】食べる順番で血糖値を急激に上げない、ダイエット法**

食べる順番は、非常に大事です。どういう順番で食べるかによって、血糖値の上がり方や太りやすさが違ってくるからです。食べる順番の基本は、野菜（食物繊維）↓肉や魚、大豆食品（たんぱく質）↓主食（糖質）です。

食物繊維は、ヒトの消化酵素では分解されないので、先にとることで後から食べたものの消化・吸収を緩やかにします。ですから、食物繊維をたっぷり含むファイトケミカルスープを最初にとり、最後に主食を食べれば、血糖値が急激に上がることはありません。

ファイトケミカルスープ、野菜サラダ、蒸し野菜、野菜たっぷりのみそ汁など、とにかく食事では野菜料理からまず食べましょう。

また、キノコや海藻も食物繊維が豊富なので、これも食事の最初に食べましょう。野菜の次に箸をつけるのは、たんぱく質です。肉や魚や大豆食品に含まれるたんぱく質は、骨や筋肉など、体の構成材料として不可欠のものです。たんぱく質は若い人だけでなく高齢者にも必要な栄養素ですから、必ずとるようにしましょう。

最後に食べるのが、ごはんやパンなどの主食、つまり糖質です。

先に野菜をしっかりとっていれば、ここまで来る頃には、おなかはけっこう満たされていると思います。ごはんはそんなにたくさん食べなくてもすむでしょう。

## ベジファーストは高GI食品を低GI化する

食事の最初に食物繊維の多い野菜や海藻、キノコなどを食べると、ごはんやパンのような高ＧＩ食品でも、吸収が抑えられ、血糖値の急激な上昇を防ぐことができます。

つまり、全体のＧＩ値を下げることができるのです。

こうして、血糖値の上昇を緩やかにすれば、インスリンの分泌が抑えられ、中性脂肪がたまりにくくなります。

ポイント４
## よく噛んでゆっくり食べてカロリーを消費する「ＤＩＴダイエット」

**【効果】食事の食べ方でエネルギーの消費を増やして脂肪を落とす、ダイエット法**

早食いが太る原因になることはすでに述べましたが、「逆もまた、真なり」です。早食いの反対、つまり、よく噛んでゆっくり食べれば、やせられるのです。

食事をした後は、何もしなくても体が温かくなります。人によっては、食事をしながら汗をかいている人もいます。これは食事でとった栄養素を分解して、体内で必要な物質を合成するときにエネルギーが消費され、その一部が体熱となって消費されるからです。食事によって産生される熱を、「食事誘発性熱産生（ＤＩＴ／Diet Induced Thermogenesis）」といいます。

噛むという行為は、実は運動でもあります。噛むと、「食べ物が入ってきた」という情報が消化管に伝わり、食道、胃、小腸、大腸が順次動き出します。消化管は平滑筋という筋肉なので、噛むことから始まる一連の消化活動（蠕動《ぜんどう》運動）は、筋肉運動でもあるのです。

消化管から吸収された栄養素は、門脈を通って肝臓に運ばれます。そのとき、門脈の血流も増えて、栄養素を分解・合成するとき多くのエネルギーが肝臓で消費されます。食べたものをヒトの体に有用なものに分解したり合成したりするには、エネルギーが必要なのです。

ＤＩＴで消費されるカロリーは、とった栄養素によって違います。糖質は約６％、脂質は約４％ですが、たんぱく質は約30％も消費されます。実際の食事では、これらを取り混ぜて食べるので、ＤＩＴで消費されるカロリーは、摂取したカロリーの10％程度といわれています。

## よく噛んで食べると20倍以上DITが増える

ＤＩＴは、１日の消費エネルギーの10％を占めています。たとえば、１日２０００

キロカロリー消費する人は、食べるだけで最大200キロカロリーのエネルギーを消費できるのです。200キロカロリーは、前述したように、おにぎり1個分、ウォーキングなら1時間の速歩きですが、そういう努力をせずに減らせるカロリーです。

また、1日座って仕事をしている人のエネルギー消費量（活動時代謝量）は、1日の消費エネルギーの10％くらいですから、よく噛むだけでそれに匹敵するカロリーを消費できるのです。

ところが、早食いの人、口に入れてすぐに飲み込んでしまうような人は、この恩恵を受けることができません。

よく噛んでゆっくり食べた場合と、あまり

## よく噛んでゆっくり食べると食後のエネルギー消費量が増える

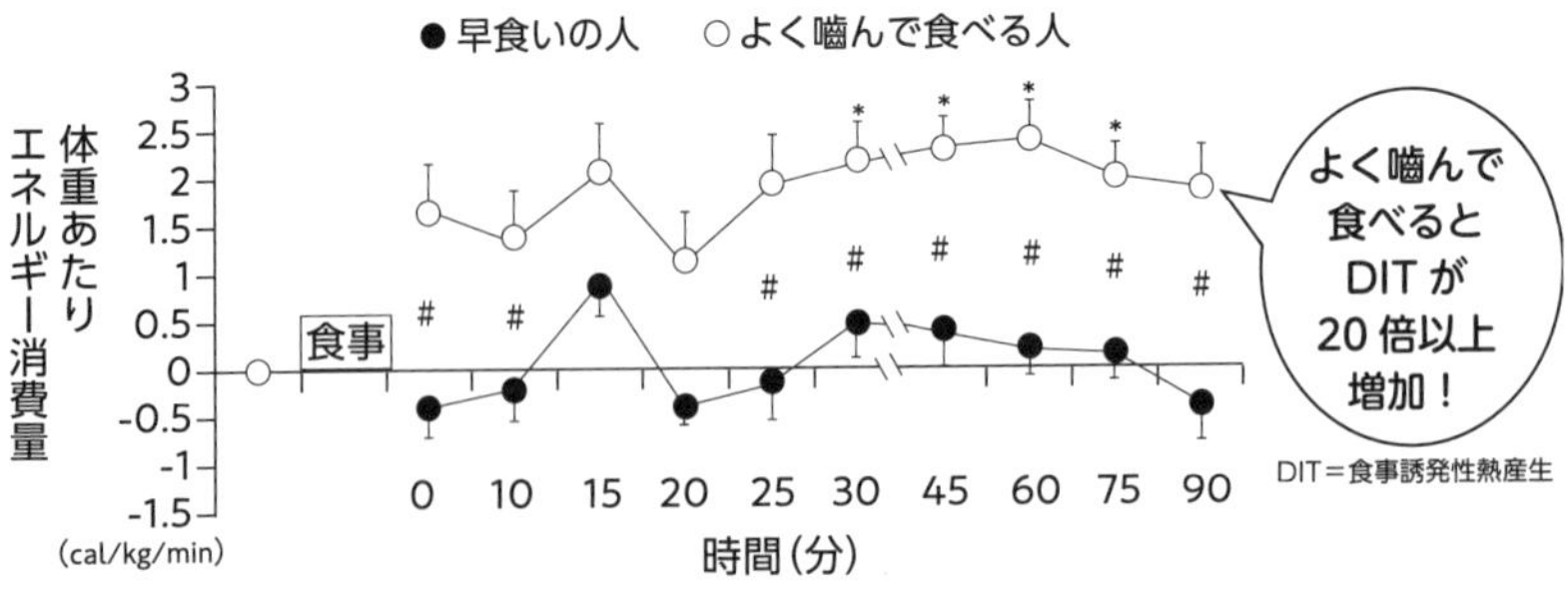


よく噛んで食べるのは、運動と同等以上の効果がある。

出典：「The number of chews and meal duration affect diet-induced thermogenesis and splanchnic circulation/Obesity/Hamada Y, Kashima H, and Hayashi N」（東京工業大学大学院社会理工学研究科の林直亨教授らの研究より）

噛まずに急いで食べた場合とでは、ＤＩＴに20倍以上の差が出ることが、これまでの研究でわかっています。

東京工業大学大学院の林直亨教授らが行った研究では、同じ食品を急いで食べた場合のＤＩＴはわずか７カロリーでしたが、よく噛んでゆっくり食べた場合は１８０カロリーもありました。かなり大きな差です。

運動も食事制限もせず、ただ、食事のときによく噛んで、ゆっくり食べるだけです。それでこれだけの差がつくのです。しかも、早食いでは大食いになる恐れがありますが、ゆっくりよく噛むと、ＰＹＹという食欲を抑制するホルモンが出て、少ない食事でも満足できるようになります。

## 夕食のたんぱく質が脂肪を燃やす

ＤＩＴによって消費されるカロリーは、糖質は約６％、脂質は約４％、たんぱく質は約30％です。

このことが示唆しているのは、夜の食事のとり方です。夕食でたんぱく質を２００キロカロリーとったら、その30％の60キロカロリーは寝ている間に消費されます。ところが、ごはんを200キロカロリーとっても、消費されるのはわずか12キロカロリー。いくら一生懸命時間をかけて噛んでも、それだけしか消費されません。夜、ごはんを食べて太るのは、そもそもごはんはDITの効果が少ないからです。

脂肪は、さらに低くて4%です。

昼間は、糖質をとっても、体を動かしてエネルギーを消費すれば、そんなに気にすることはありません。しかし夜の食事の後は、食後にエネルギーがあまり使われないので、DITの差が大きく影響します。

夕食はたんぱく質と野菜を中心にして、糖質と脂質は少なめにする。遅い夕食の場合は糖質と脂質はとらない。これが脂肪をためない(太らない)夕食のとり方です。

●ポイント5

## 間食を避けて毎日3食の食間を6時間以上あける「糖新生ダイエット」で肝臓の中性脂肪を燃焼させる

【効果】肝臓の中性脂肪を燃やして落とす、ダイエット法

食事をして2~3時間すると、小腹がすいて、おやつをつまみたくなります。しか

し、それをぐっと我慢して次の食事まで何も食べないでいると、肝臓にたまった脂肪が落ちます。

空腹は、実は肝臓の脂肪を落とす最大のチャンスです。間食をすることは、そのチャンスを自ら放棄することになるのです。

それは次のような仕組みがあるからです。

食事をして2時間くらいすると、食後に上がった血糖値が下がってきます。そして3時間後には、血糖値は食事の前のレベルに戻ります。小腹がすくのは、脳がエネルギー源である糖が足りなくなったと思い、何か食べて糖を補給しようとするためです。それがちょうど、10時や3時のおやつの時間です。

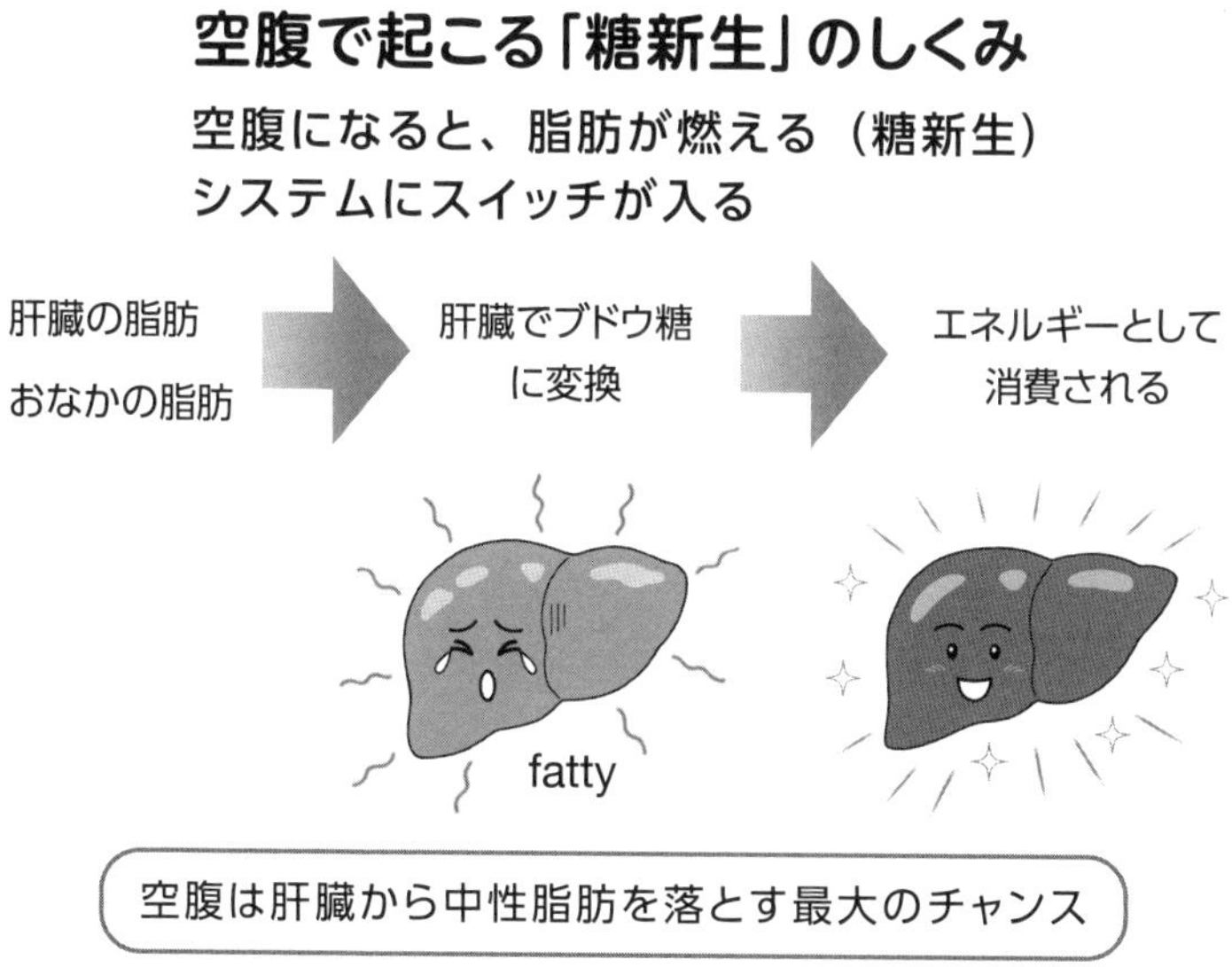

空腹で起こる「糖新生」のしくみ
空腹になると、脂肪が燃える（糖新生）
システムにスイッチが入る

ところが、ここでおやつを食べるのと食べないのとでは、天と地との差があるのです。おやつを食べてしまうと、低くなった血糖値を補うように一気に糖質が吸収され、血糖値が急上昇します。肥満ホルモンであるインスリンも大量に分泌されて、中性脂肪がため込まれます。

一方、小腹がすいたのを我慢して何も食べずにいると、肝臓のグリコーゲンの分解と「糖新生」によって血糖値は維持されます。「糖新生」は肝臓にためられた中性脂肪からブドウ糖をつくるシステムです。空腹により、「糖新生」のスイッチがオンになり、肝臓の中性脂肪が燃え出すのです。

## 糖新生でたまった脂肪を燃やす

糖新生は、脂肪肝を治す根本的な方法の一つです。脂肪肝を治すには、脂肪をためないだけではなく、たまった脂肪を燃やさなければなりません。脂肪が燃焼するということは、たまった中性脂肪をブドウ糖に変えて、エネルギーとして使うということです。

一番わかりやすいのが、先に紹介した冬眠中のクマやリスの話です。

クマやリスは、冬眠前にドングリの実をおなかいっぱい食べて、でんぷんを中性脂肪に変えて体内に蓄えます。冬眠中は、そこからブドウ糖をつくって生命維持に必要なエネルギーを確保し、飲まず食わずで春まで過ごします。飢餓の時代を人類が乗り越えられたのも、同じように体内で糖新生が行われていたからです。

血糖値（血液中のブドウ糖の量）は、食事をしたときを除いて、一定の範囲（70〜110㎎／dℓ）に収まるようにコントロールされています。ブドウ糖を唯一のエネルギー源にしている脳細胞や赤血球が、エネルギー不足にならないようにするためです。

肝臓のグリコーゲンからのブドウ糖の補給は、食後5〜6時間ぐらいしかありません。そのため、空腹状態が6時間くらい続くと、体は危険を感じて糖新生というシステムをフル回転させて中性脂肪からブドウ糖を合成するようになります。

空腹は、肝臓の中性脂肪を燃やすチャンスなのです。中性脂肪は肝臓から真っ先に落ちるので、空腹は肝臓から脂肪を落とす最大のチャンスと考えてください。

具体的には、間食を避けて毎日3食の食間を6時間以上あけてください。

ただし、食間をあけすぎて（朝食抜きなど）、食事の回数を2食や1食にすると、ドカ食いする恐れがあるので、食間は6〜7時間にして食事は必ず3回とりましょう。

なお、筋肉が分解されて生成される糖原生アミノ酸も糖新生の重要な基質ですが、その消費量は少ないと現在では考えられています。しかし、「糖新生ダイエット」でも、食事ではたんぱく質を十分に摂取し、筋肉運動も大切にしてください。

## 甘いものを食べるなら、食後にする！

脂肪肝の人は、得てして甘いもの好きです。食べてはいけないとわかっていても、小腹がすいたときや口さみしいときに、つい甘いものに手が出てしまいます。

私は、甘いものを全く食べてはいけない、とは思いません。長時間仕事に打ち込んで疲れたときは、甘いものが欲しくなります。脳が甘いものを求めているからです。脳が疲れているときは、食べてすぐに血糖値を上げてくれる甘いものが必要なのです。甘いものは脳を元気にして、私たちを幸せな気持ちにしてくれます。

ですが、そういうときでない限り、甘いものは自分へのご褒美にしましょう。普段は、甘いものやおやつはなるべく控えましょう。特に空腹時のおやつは厳禁です。血糖値が急激に上がって、太りやすくなり、脂肪も付きやすくなります。

甘いものを食べるなら食後にしてください。食事をした後で食べれば、甘い糖質もゆっくり吸収され、血糖値が急激に上がることはありません。

デザートを果物にすると、GI値はさらに上昇しにくくなります。果物に含まれる果糖は、高GIの多い単糖類の中で、唯一低GIだからです。しかも果物には、食物繊維もファイトケミカルも含まれています。

気をつけたいのは、甘みのある清涼飲料水や炭酸飲料です。水代わりにごくごく飲む人がいますが、飲料に添加されている人工甘味料（果糖ブドウ糖液糖）は血糖値を急激に上げて、インスリンを大量に出しますから、これは厳禁です。

●ポイント6

## 鉄分の過剰摂取を避ける

【効果】猛毒の活性酸素による酸化を防ぐ

鉄イオンは、「フェントン反応」という、過酸化水素がヒドロキシルラジカルに変わる反応を促進して、体内の酸化ストレスを高めます。ヒドロキシルラジカルは短命ですが、強い酸化力があり、一瞬のうちに細胞や遺伝子を傷つけてしまいます。ヒトの体内にはこれを無毒化する酵素がないため、次々に発生するヒドロキシルラジカル

## 鉄分の多い食品

| 食　　品 | | グラム(g)数 | 鉄分量(mg) |
|---|---|---|---|
| 肉 | 豚レバー | 100 | 13.0 |
| | 鶏レバー | 100 | 9.0 |
| | 牛レバー | 100 | 4.0 |
| | 牛もも・かた肉 | 100 | 2.7 |
| | 牛ひき肉 | 100 | 2.3 |
| | 鶏もも肉（成鶏） | 100 | 2.1 |
| | 鶏ひき肉 | 100 | 1.2 |
| | 豚ひき肉 | 100 | 1.1 |
| 魚介 | アサリの水煮（1缶） | 100 | 37.8 |
| | アユ（生） | 100 | 24.0 |
| | ハマグリの佃煮 | 100 | 7.2 |
| | イワシの丸干し（10尾） | 100 | 4.5 |
| | カツオのフレーク（1/2缶） | 100 | 2.6 |
| | 焼きサンマ | 100 | 2.0 |
| | キハダマグロ（生） | 100 | 2.0 |
| | カツオ（生） | 100 | 1.9 |
| | ブリ焼き | 80 | 1.8 |
| | ホタテ（生1個） | 70 | 1.5 |
| | アサリ（10個） | 30 | 1.1 |
| | シジミ（1/2カップ） | 20 | 1.1 |
| 卵 | 卵黄（L サイズ1個） | 20 | 1.2 |
| 豆加工品 | 乾燥大豆 | 100 | 9.4 |
| | 生揚げ | 100 | 2.6 |
| | 高野豆腐（1丁） | 20 | 1.4 |
| | 納豆（1パック） | 40 | 1.3 |
| | きな粉（大さじ2） | 12 | 1.1 |

『五訂増補　日本食品標準成分表』より

## 鉄分の少ない食品

| 食品 | | グラム(g)数 | 鉄分量(mg) |
|---|---|---|---|
| 肉 | 鶏ささ身 | 100 | 0.2 |
| | 鶏むね肉 | 100 | 0.3 |
| | ハム（ボンレス2枚） | 50 | 0.4 |
| | ソーセージ（ウインナー） | 50 | 0.4 |
| | 鶏もも肉（若鶏） | 100 | 0.4 |
| | 豚かた肉（脂身つき） | 100 | 0.5 |
| 魚介 | 車エビ（1尾） | 15 | 0.1 |
| | イカ | 100 | 0.1 |
| | ヒラメ | 100 | 0.1 |
| | 真ダラ | 100 | 0.2 |
| | カレイ | 100 | 0.2 |
| | タコ | 100 | 0.6 |
| 卵 | ウズラの全卵（3個） | 30 | 0.9 |
| | 鶏卵（全卵Sサイズ1個） | 50 | 0.9 |
| 豆加工品 | 絹ごし豆腐 | 100 | 0.8 |
| | 木綿豆腐 | 100 | 0.9 |
| 牛乳・乳製品 | 牛乳（1カップ） | 200 | 0 |
| | ヨーグルト（1/2カップ） | 100 | 微量 |
| | チーズ（1切れ） | 20 | 0.1 |

『五訂増補　日本食品標準成分表』より

※肉の鉄分は、赤身や血合いのところに多く含まれています。でも、肉は大切なたんぱく源でもあるので、摂取量に気をつけながら鶏肉を中心に食べるようにしてください。

※魚介の鉄分は、赤身や内臓、血合いのところに多く含まれています。でも、肉同様、大切なたんぱく源なので、白身魚やエビ、イカ、タコなどをとるようにしましょう。

※鶏卵は、黄身に鉄分が多く含まれているので、1日全卵1/2個にとどめましょう。一方、乳製品に含まれる鉄分は少ないので、牛乳やチーズなどでたんぱく質をとりましょう。

には、なすすべがありません。

これを消してくれるのが、野菜に含まれる抗酸化物質のファイトケミカルとビタミンEです。ファイトケミカルのα《アルファ》-カロテンとβ《ベータ》-カロテン、そしてビタミンEは、強力な抗酸化力を持ち、ヒドロキシルラジカルも消してくれます。

これらのファイトケミカルとビタミンEを、簡単に、大量にとれるのが、野菜スープ（ファイトケミカルスープ）です。

## 鉄分は1日7㎎以下を目指す

それでも、大量にヒドロキシルラジカルが発生したら、処理が追いつかないことがあります。ですから、鉄分が多い食品は避

### 鉄分の多い食品と少ない食品

| | 鉄分の多い食品 | 鉄分の少ない食品 |
|---|---|---|
| 肉　類 | 豚レバー（13）、鶏レバー（9）、牛レバー（4）、牛もも・かた肉（2.7）、牛ひき肉（2.3）、鶏もも（成鶏）（2.1）、豚ひき肉（1.1） | 鶏ささ身（0.2）、鶏むね（0.3）、鶏もも（若鶏）（0.4）、豚かた（脂身付）（0.5） |
| 魚介類 | アサリ水煮（37.8）、イワシ丸干し（4.5）、カツオフレーク（2.6）、カツオ(生)（1.9）、マグロ（キハダ・生）（2.0）、サンマ焼き（2.0） | ヒラメ（0.1）、真ダラ（0.2）、カレイ（0.2）、イカ（0.1）、タコ（0.6） |

※かっこ内は100gあたりの鉄量（㎎）

けてください。日本人の1日の鉄分の平均摂取量は11㎎ですが、ナッシュの人はこれではとりすぎです。ナッシュの人は1日7㎎以下にしましょう。

よく、シジミ汁が肝臓によいといいますが、肝臓によいのは汁で、シジミの身ではありません。身はむしろ鉄分が多く、100g中に8・3㎎も入っていますから、身は食べないでください。

シジミの汁には、アミノ酸の一種であるオルニチンやタウリンが溶け出しています。オルニチンは肝臓でアンモニアの解毒を促進して、エネルギーの産生を高める作用があり、シジミに突出して多い成分です。タウリンには、肝細胞の再生を助けたり、肝臓の解毒作用を活性化する作用があります。

アサリやハマグリの身も、シジミ同様に鉄が多いので、汁だけ飲んで身は食べないほうがいいでしょう。シジミやアサリの身は、ダシだと思ってください。

また、魚や肉の赤身も鉄分が多いので、要注意です。魚は血合い（背と腹の間にある赤黒い部分）に鉄が多いので、その部分は取り除いて食べたほうがいいでしょう。肝臓は鉄の多い臓器なので、レバーも控えてください。焼き鳥屋でレバーを2串食べると、あっという間に鉄分過剰になりますから、気をつけてください。

今まで述べた食事療法のポイントは、1日3回とる食事のどれにも当てはまります。GI値の低いものをとる、食べる順番に気をつける、よく噛んで食べる、野菜で抗酸化物質をとる、鉄の過剰摂取に気をつける。こうしたことを食事のたびに意識するといいでしょう。

コラム

## 外食で太らないコツ
# 「食べる順番、GI値の低い食材、ゆっくり食べる」を意識する

外食する場合も、気をつける点は同じです。野菜スープは食べられないかもしれませんが、食べる順番、GI値の低い食品を選ぶ、ゆっくりよく噛んで食べる、鉄分の多い食品を避ける、を意識してください。メニューを決める際は、野菜が付いているか、野菜の多いのはどれかを考え、野菜がなければ注文するといいでしょう。

**・定食メニュー**

主菜に小鉢などの副菜、ごはん、みそ汁、漬物がセットで提供される定食は、まずみそ汁を飲んで、具を食べます。次に副菜や付け合わせの野菜など、おかずの中から

野菜を見つけて食べてから、肉や魚を食べます。最後にごはんです。漬物を残しておけば、ごはんのいいおかずになります。

**・ラーメン類**

野菜ラーメンやタンメンといった、野菜がたっぷり乗ったラーメンを注文しましょう。先に、上に乗った野菜を食べて、次に肉やエビなどのたんぱく質を食べ、最後に麺を食べます。

私は、ここで一工夫します。店の人に別皿をもらい、麺を皿に取って酢をたっぷりかけます。その酢を吸った麺をスープに戻して、麺を食べます。こうするとおいしい上に、酢が血糖値の吸収を緩やかにしてくれます。スープは飲まずに、残します。

**・イタリア料理**

イタリアのパン（フォカッチャやチャバタ、グリッシーニなど）が出てきても、最後まで手をつけません。野菜を食べ、メインの料理を食べた後、最後に皿に残ったソースをパンにつけて、少量食べます。

**・そば**

そばは比較的GI値が低い食品です。そば粉の多い二八そば（そば粉8対つなぎ2）以上のそばなら、血糖値をそれほど上げることはありません。しかし、つなぎの小麦粉が多いとGI値は上がりますから、どんなそばか確かめて食べるといいでしょう。

**・丼物**

野菜の小鉢を注文しましょう。

コラム

## 脂肪を燃やす「ウィークエンド・ダイエット」の勧め

ダイエットしたくても、平日は仕事に追われて忙しく、そこまでする余裕はない、という人もいるでしょう。そういう人には、週末に行うウィークエンド・ダイエットを勧めています。

休日はそれほど体を動かすわけではないので、食事は1日2食にします。そのうちの1食は、普段の1食の半分の量にします。朝食と昼食を兼用にして少し遅めにとり、少し早めの夕食をいつものようにとります。

また、二度寝をすると、ウィークエンド・ダイエットがらくにできます。朝食をとって、おなかが落ち着いた午前11時から12時頃まで、昼寝をするのです。これで昼食をスキップし、早めの夕食をとれば、そんなに空腹が苦になることはありません。

なお、休日でも起きる時間は普段と同じにして、生活のリズムを崩さないようにしましょう。朝起きたら朝日を浴びて、体内時計をリセットすると、生体リズムが崩れることはありません。昼寝ができるのも、休日だからこそ。この昼寝で、普段の疲れも取ることができます。

コラム

## 1日30分の有酸素運動が脂肪を燃やす

食事療法と並行して、運動療法も必要です。運動をすれば、体にたまった脂肪を燃やすことができます。

ただし、強度の強い、激しい運動をするとたくさん酸素を取り込んで、活性酸素が増えます。活性酸素を増やさないためには、それほど激しくない有酸素運動を30分くらい続けましょう。

運動はなんでもかまいません。ウォーキングや水泳、水中歩行、スクワット、サイクリングなど、続けやすいものを選んでください。

ウォーキングなら、1分間100mの速さで30分が目安です。それより少しゆっくり歩くなら、歩く時間を長めにしましょう。運動は生活の中に組み込んだほうが長続きします。通勤時間や昼休みを利用してウォーキングするのもいいでしょう。

ただし、あまりゆっくり歩くのでは効果がありません。ある程度の速度感がないと、脂肪は燃えないからです。

私も毎日、運動は欠かしません。

毎朝、食事の前に、ストレッチやスクワット、ピラティス、ダンベル体操などを40分ほどかけてゆっくりと行っています。また週に1~2回は水泳もしています。体を動かすと心もリフレッシュします。

# 第5章

# 脂肪肝を治す「ファイトケミカルスープ」は糖尿病や高血圧、がんも防ぐ

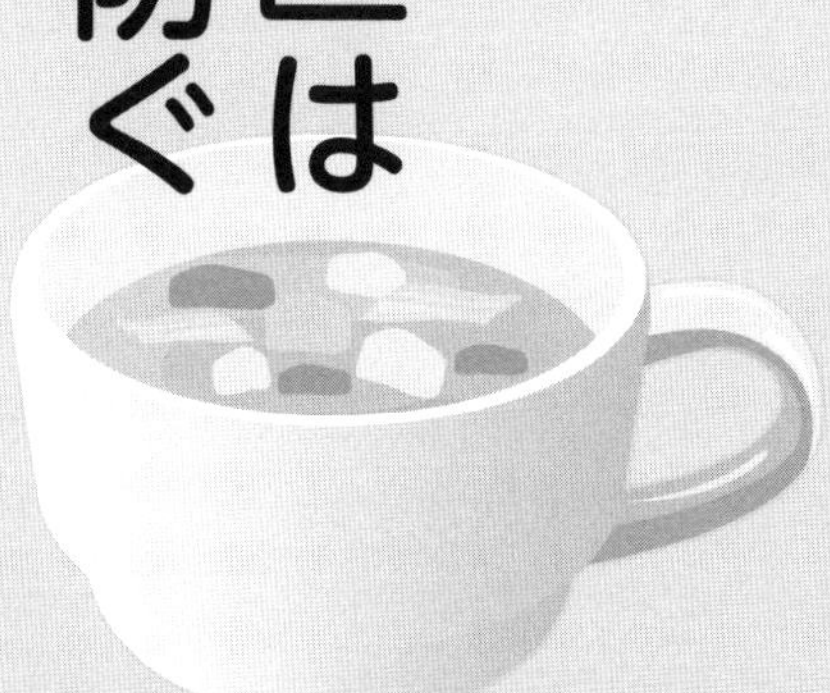

## ファイトケミカルスープの魅力と効果

ここでは、脂肪肝の食事療法で有効なファイトケミカルスープ（野菜スープ）について詳しく説明しましょう。

生活習慣病の多くは、食事のとり方に原因のある食原病です。そこで当院では、生活習慣病で訪れる患者さんには、薬剤の投与と並んで、食事指導にも重点を置いています。その中心となるのが、ファイトケミカルをたっぷり含む野菜スープです。今では日々の診療に欠かせない重要な柱になっています。

では、ファイトケミカルスープのよさはどこにあるのか、具体的にみていきましょう。作り方や活用法などについては、17ページからの第1章も併せてご覧ください。

### 【作り方・飲み方・保存】

#### ◇身近な野菜で簡単に作れる

・**材料（1人分）**

ファイトケミカルスープは、キャベツ、タマネギ、ニンジン、カボチャの4つが基本の野菜です。これを各100g用意します。

・**作り方**

①野菜を食べやすい大きさに切る。

②鍋に切った野菜と、野菜が隠れるくらいの水（約1ℓ）を入れる。

③ふたをして火にかける（強火）。沸騰したら火を弱めて20分ほど煮込む。

これで完成です。調味料や食塩はいっさい加えません。

・**スープの飲み方・具の食べ方**

1回の摂取量の目安は、200〜400㎖です。マグカップに野菜の具ごと入れて、まずスープを飲み、それから食事を始めます。具は食事中に他のおかずと一緒に食べるといいでしょう。もちろん、具を最初に食べても、スープと具を一緒に食べてもかまいません。

飲む回数は、朝食時と夕食時の2回（可能ならば昼食も含めて1日3回）をお勧めします。特に夜は、シリアルボウル2杯ぐらい食べられます。

### ・味付け

スープには基本的に味付けをしません。慣れないうちは物足りなく感じるかもしれませんが、続けていると、何も味付けしないスープのほうが、野菜そのものの味や香り（いわゆる淡味。１４７ページ参照）がわかり、一番おいしいと感じられるようになります。

どうしても物足りない場合は、黒コショウやカレー粉、乾燥ハーブなどで調整するといいでしょう。

### ・旬の野菜やキノコ、海藻なども加えて楽しもう

使う野菜は、キャベツ、タマネギ、ニンジン、カボチャが基本ですが、旬の野菜も利用しましょう。トマト、ホウレンソウなどの緑黄色野菜、ゴボウやレンコンなどの根菜類などもお勧めです。また、シイタケやマイタケなどのキノコ類や、ワカメ、コンブなどの海藻を入れてもかまいません。いろいろな素材でスープを楽しんでください。

## ◇作り置きができる

ファイトケミカルスープのさらによい点は、作り置きができることです。まとめて作り、保存容器に具材ごと入れて冷蔵、または冷凍しておき、食べるときに加熱すればすぐに飲むことができます。

スープは毎日飲むものですが、作り置きできるので、負担になりません。

保存期間は、冷蔵庫の場合は2～3日、冷凍庫の場合は2～3週間が目安になります。冷蔵や冷凍するとスープの味が濃くなり、よりおいしくなります。

## ◇応用がきいてアレンジ自在

### ・野菜スープをベースにしてさまざまな一品料理が作れる

作り置きしたスープは、そのまま飲むだけでなく、スープをベースにしていろいろな料理に活用できます。みそを加えてみそ汁に、カレー粉を加えてスープカレーに、うどんを入れて野菜うどんに、鶏肉を加えてチキンスープにと、短時間でおいしい一品料理が出来上がります。

## 1日400gの野菜で病気知らず

**野菜はいろいろな調理法で摂取しましょう。**
**スープを主にすると 400g の野菜はらくにとれます。**

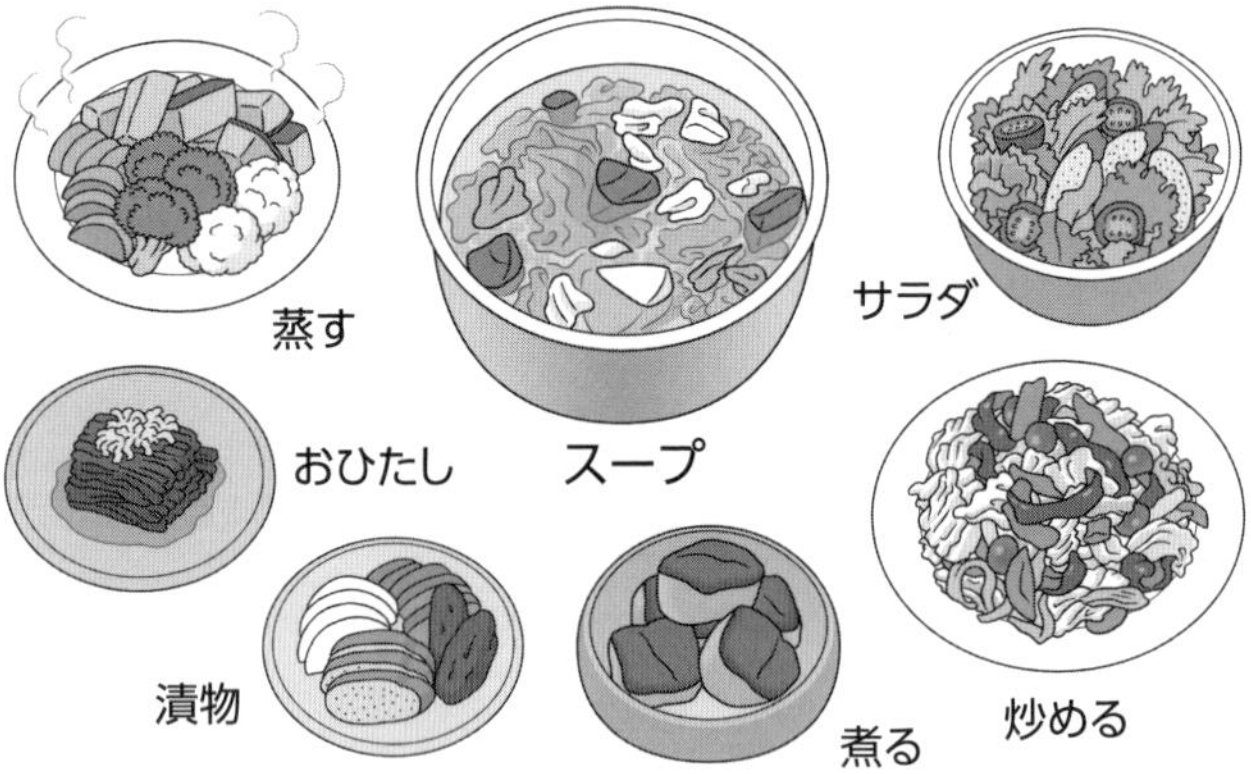


※厚生労働省は、生活習慣病の予防のためには野菜の摂取量が成人で 1 日あたり 350 ～ 400 g 必要だと推定されることから、350g 以上の摂取を推奨している。しかし、厚生労働省が実施している「国民健康・栄養調査」（平成 30 年）によると、平均摂取量は、成人男性で約 290g、女性で約 270g となっている。特に 20 ～ 30 歳代は、男性で約 260g、女性で約 240g と、成人の平均より約 30g も少ない。

## 【効果】

### ・1日400gの野菜が無理なくとれる

厚生労働省は健康維持のために1日に350～400gの野菜の摂取を推奨しています。ファイトケミカルスープは、基本の野菜（キャベツ、タマネギ、ニンジン、カボチャ）を使った場合、合計で400gの野菜を摂取できます。

厚生労働省はさらに、そのうちの120gを緑黄色野菜からとるように勧めています。ファイトケミカルスープは、ニンジンとカボチャを使っているので、その指針もクリアしています。

これだけの量の野菜をサラダでとるのは大変です。しかし、スープにすれば食べやすく、すんなりとおなかに入ります。

### ・自然に体重が減って、らくにダイエットできる

ファイトケミカルスープは食事の最初にゆっくりと飲んでください。野菜スープファーストです。それによってある程度の満腹感が得られるので、その後にとる主食の量を自然に減らすことができます。

また、小腹がすいているときに飲むと、間食を抑えられます。

スープは具まで全部食べてもカロリーは130～170キロカロリーしかありません。先述した「1日おにぎり1個分、1日200キロカロリー減量法」は、このファイトケミカルスープを利用するとらくに実践できます。

実は、私もこのスープで減量できた一人です。スープを飲む前は体重が90kg近くあり、身長が180cmあるとはいえ、かなりの肥満でした。しかし、スープを毎日飲んでいたら、健康的に15kgも減量できました。

## ・豊富なファイトケミカルの抗酸化作用で、ナッシュを防ぐ

単純な脂肪肝が危険な脂肪肝のナッシュに進行する一番の要因は、活性酸素による酸化ストレスです。野菜で作るスープには、活性酸素を消去するファイトケミカルがたっぷり含まれています。タマネギのケルセチンやイソアリイン、ニンジンのα《アルファ》－カロテン、ニンジン・カボチャのβ《ベータ》－カロテンなどです。スープを飲むと、豊富なファイトケミカルによる抗酸化作用で、ナッシュへの進行を防いでくれます。

ただし、野菜のファイトケミカルは、硬い細胞壁に囲まれた細胞膜の中にあります。そのため、細胞壁を壊さないとファイトケミカルを利用できません。細胞壁は壊れに

## 野菜のファイトケミカルは
## 加熱して野菜の細胞壁を壊さないととれない

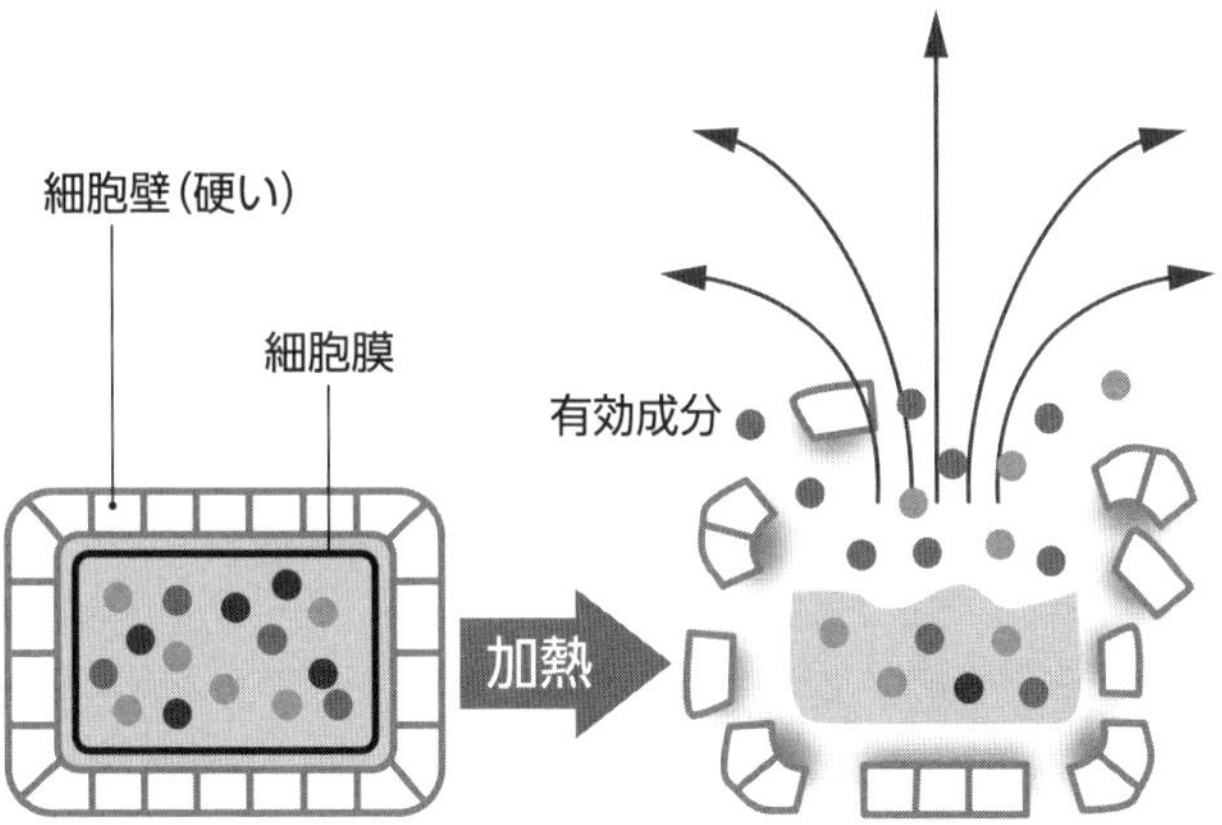


・植物の細胞は、硬い細胞壁で囲まれていて、人の消化酵素では細胞壁を壊すことはできない。しかし、加熱すると細胞壁は簡単に壊れる。
・野菜スープには、ファイトケミカルのほか、ビタミン類やミネラル類、食物繊維などの有効成分が溶け出している。

くい組織で、歯で噛んだり包丁で刻んだりしたぐらいでは壊れません。しかし、加熱すると簡単に壊れて、細胞内のファイトケミカルが出てきます。

スープにはファイトケミカルが豊富に溶け出ています。ファイトケミカルは安定的な物質で熱に強いので、加熱しても効力が失われることはありません。

野菜が持っている抗酸化作用は、生のしぼり汁（ジュース）より、ゆで汁（スープ）のほうが断然大きいことが、熊本大学名誉教授の前田浩先生の研究でわかっています（左ページの図参照）。

ファイトケミカルを効率よく利用するには、スープにするのが一番なのです。

なお、ビタミンCは加熱すると壊れやすいといわれますが、加熱しても壊れずにスープの中に溶け出ています。ですから、ビタミンCも心配なくとれます。

スープにはほかにも、ビタミンB群などの水溶性ビタミンやミネラルなども溶け出ています。

## ・超悪玉の活性酸素も消去する

体内で発生する活性酸素の中で最強の猛毒が、「ヒドロキシルラジカル」です（詳しくは73ページ参照）。人間は、ヒドロキシルラジカルを無毒化する能力を持ってい

## 野菜の抗酸化力の強さ

(生のしぼり汁とゆで汁で比較)

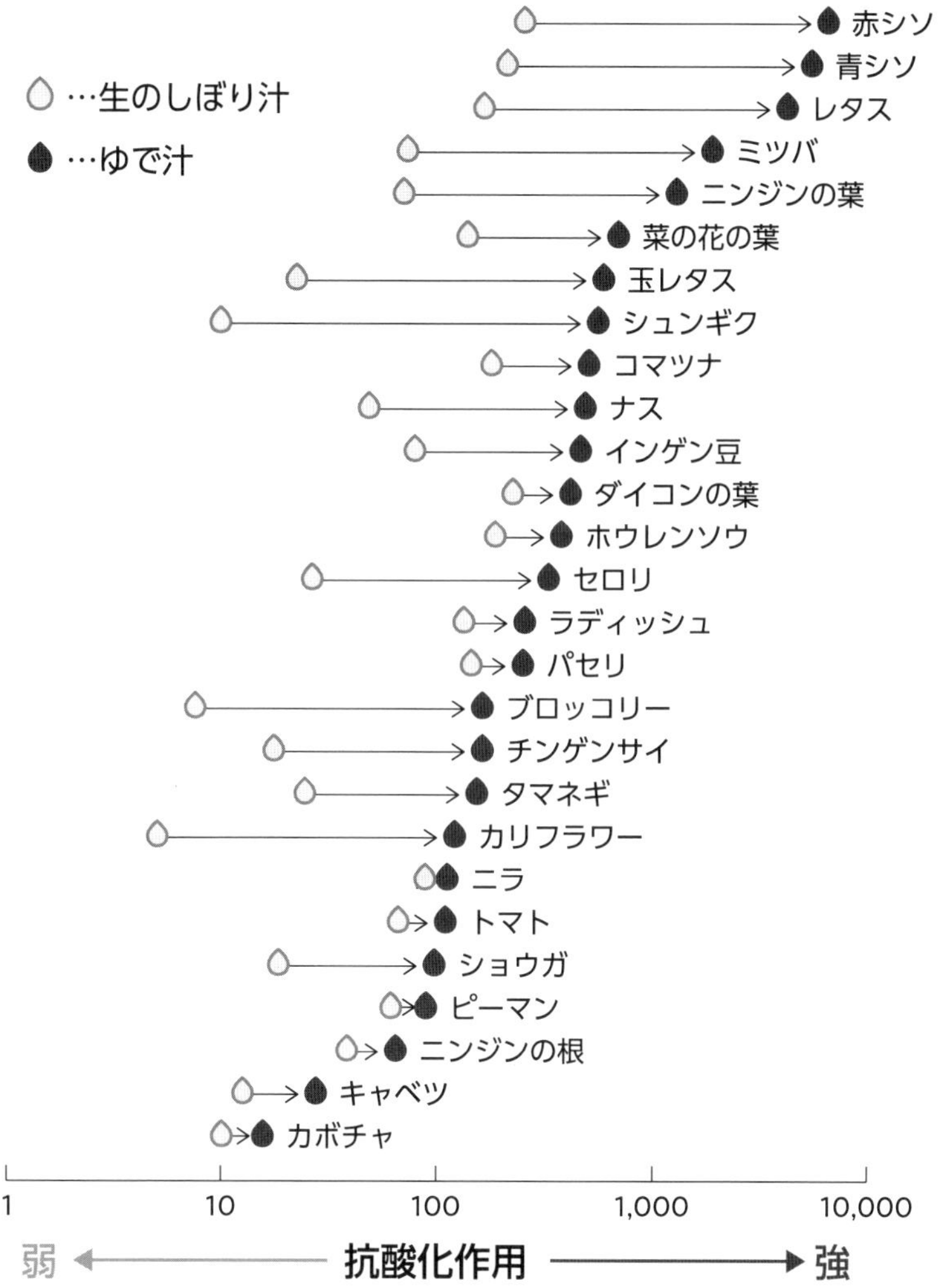


(熊本大学医学部微生物学教室 前田浩教授らの資料より)

ません。無毒化できるのは、ビタミンEとファイトケミカルです。

ファイトケミカルスープには、ビタミンEをはじめ、$\alpha$－カロテンや$\beta$－カロテン、フラボノイドといった、ヒドロキシルラジカルを無毒化するファイトケミカルが含まれています。

**・豊富な食物繊維が血糖値の急激な上昇を抑え、ナッシュを防ぐ**

食物繊維たっぷりのスープを食事の最初に飲むと、後から入ってくる糖質の吸収がゆっくりになり、血糖値の上昇が緩やかになります。血糖値の上昇が緩やかになれば、インスリンの分泌も抑えられます。

単純性脂肪肝がナッシュに進行する要因の一つは、血液中にインスリンが多くなる高インスリン血症です。血糖値が急激に上昇すると、血液中にインスリンが増えてしまい、高インスリン血症の状態になります。すると、中性脂肪が肝臓にたまりやすくなり、脂肪肝が悪化するのです。

血糖値の上昇が緩やかになれば、インスリンの過剰な分泌を抑えることができます。

1回に作るファイトケミカルスープには、食物繊維が9・7gと豊富です。これは、厚生労働省が勧める1日の目標摂取量の約半分です（男性20g以上、女性18g以上）。

## ４つの野菜(400g)に含まれる食物繊維とビタミンA・C・E

| | 食物繊維 | |
|---|---|---|
| | 水溶性食物繊維 | 不溶性食物繊維 |
| 西洋カボチャ(生)100g | 0.9 | 2.6 |
| キャベツ(生)100g | 0.4 | 1.4 |
| タマネギ(生)100g | 0.6 | 1.0 |
| ニンジン(生)100g | 0.7 | 2.1 |
| 合計 | 2.6 | 7.1 |
| | **9.7g** | |
| 1日の摂取基準(成人) | (男性)20g以上<br>(女性)18g以上<br>目標量 | |

厚生労働省の日本人の食事摂取基準（2015年版）より

| | ビタミンA | ビタミンC | ビタミンE | | |
|---|---|---|---|---|---|
| | レチノール活性相当量 | | α-トコフェロール | β-トコフェロール | γ-トコフェロール |
| 西洋カボチャ(生)100g | 330 | 43 | 4.9 | 0.1 | 1.3 |
| キャベツ(生)100g | 4 | 41 | 0.1 | 0 | 0 |
| タマネギ(生)100g | Tr※ | 8 | 0.1 | 0 | 0 |
| ニンジン(生)100g | 720 | 6 | 0.4 | Tr※ | 0 |
| 合計 | **1054μg** | **98mg** | 5.5 | 0.1 | 1.3 |
| | | | **6.9mg** | | |
| 1日の摂取基準(成人) | (男性)650μg<br>(女性)500μg<br>必要量 | (男性)85mg<br>(女性)85mg<br>必要量 | (男性)6.5mg<br>(女性)6.0mg<br>目安量 | | |

※ Tr ＝微量で記載量に達していないという意味

### ・腸内環境がよくなってナッシュが改善する

なかなか治らないナッシュの患者さんに腸内環境をよくする乳酸菌製剤を処方すると、かなりの頻度で肝機能が改善します。脂肪肝の改善には腸内環境をよくすることが大事なのです。

ファイトケミカルスープには、腸内細菌のエサとなる水溶性食物繊維が豊富に含まれているので、腸内の善玉菌を増やし、腸内環境をよくするのに役立ちます。

また、食物繊維は腸壁を刺激して排便を促します。便通がよくなるので、その点でも腸内環境が改善します。

### ・食物繊維がコレステロールやナトリウムを排出する

ファイトケミカルスープには、コレステロールやナトリウムを排出する効果があります。これは、スープにたっぷり含まれている水溶性食物繊維の働きによるものです。水溶性食物繊維は、コレステロールやナトリウムを包み込んで排出してくれるので、コレステロールやナトリウムの吸収が妨げられて、脂質異常症や高血圧の予防・改善につながります。

### ・自然に減塩できて高血圧に有効

ファイトケミカルスープを飲むときは、基本的に塩分を加えません。塩分がなくても野菜の持つ甘みやうまみでおいしくいただけます。毎日続けると薄味に慣れてくるので、味覚が変わってきます。患者さんからも「味覚が変わってきた」という声が数多く聞かれます。薄味に慣れるということは減塩につながるので、高血圧対策に有効というわけです。

## ・がんのリスクを減らす

ナッシュになって炎症や線維化がさらに進むと、肝硬変や肝がんになる恐れが出てきます。それだけでなく、インスリンが血液中に多い高インスリン状態が続くと、ほかのがんのリスクも高まります。

野菜スープに含まれるファイトケミカルには、がんと闘うパワーが備わっています。それは、次の４つの作用によるものです。

①発がんの原因となる活性酸素を消去する作用
②発がん物質を解毒して無毒化する作用
③免疫細胞を活性化して免疫力を高める作用
④がん細胞のアポトーシス（自殺死）の誘導や、がん細胞の増殖を抑制する作用

スープの材料であるキャベツ、タマネギ、ニンジン、カボチャには、これらの作用を持つファイトケミカルが、たっぷりとバランスよく入っています。

スープにはフラボノイド以外にも、免疫力を高めるビタミンＣ・Ｅという強力な抗酸化ビタミンが含まれています。

また、α－カロテンやβ－カロテンは体内でビタミンＡに変換されて、粘膜の免疫バリアを強化し、細菌やウイルスの感染を防いでくれます。

## ・糖尿病、高血圧、脂質異常症も予防し改善する

ファイトケミカルスープのよいところは、薬のように１つの数値、１つの病気だけが改善するのではなく、生活習慣に起因する複数の数値や病気が同時によくなることです。スープを習慣化すると、ファイトケミカルや食物繊維の効果で、肝機能値だけでなく、血糖値や血圧、コレステロール値の数値がよくなります。

したがって、糖尿病や高血圧、脂質異常症などの生活習慣病を同時に予防し、改善することもできるのです。

## 基本となる4種類の野菜について

ファイトケミカルスープの基本となる野菜として、数ある野菜の中で、私がキャベツ、ニンジン、タマネギ、カボチャの4つを選んだのは、次のような理由からです。

私は、身近にある野菜でいろいろな組み合わせの野菜スープを試してみました。その結果、1年中入手できて、安価で、おいしく、毎日続けても飽きない組み合わせがこの4つでした。

特に、キャベツ、ニンジン、タマネギは、アメリカ国立がん研究所が「食べ物でがんを防ぐ」目的で行った「デザイナーフーズ計画」で、抗がん作用のある食品としてトップクラスの評価を受けています。なお、カボチャはリストに入っていませんが、これはカボチャが欧米ではあまり食べられていないからです。

4種類の野菜に含まれるファイトケミカルやその他の有効成分と効果については、137ページから詳述してあるので、そちらをご覧ください。

## がんの予防効果が高い食品
## 「デザイナーフーズ・リスト」

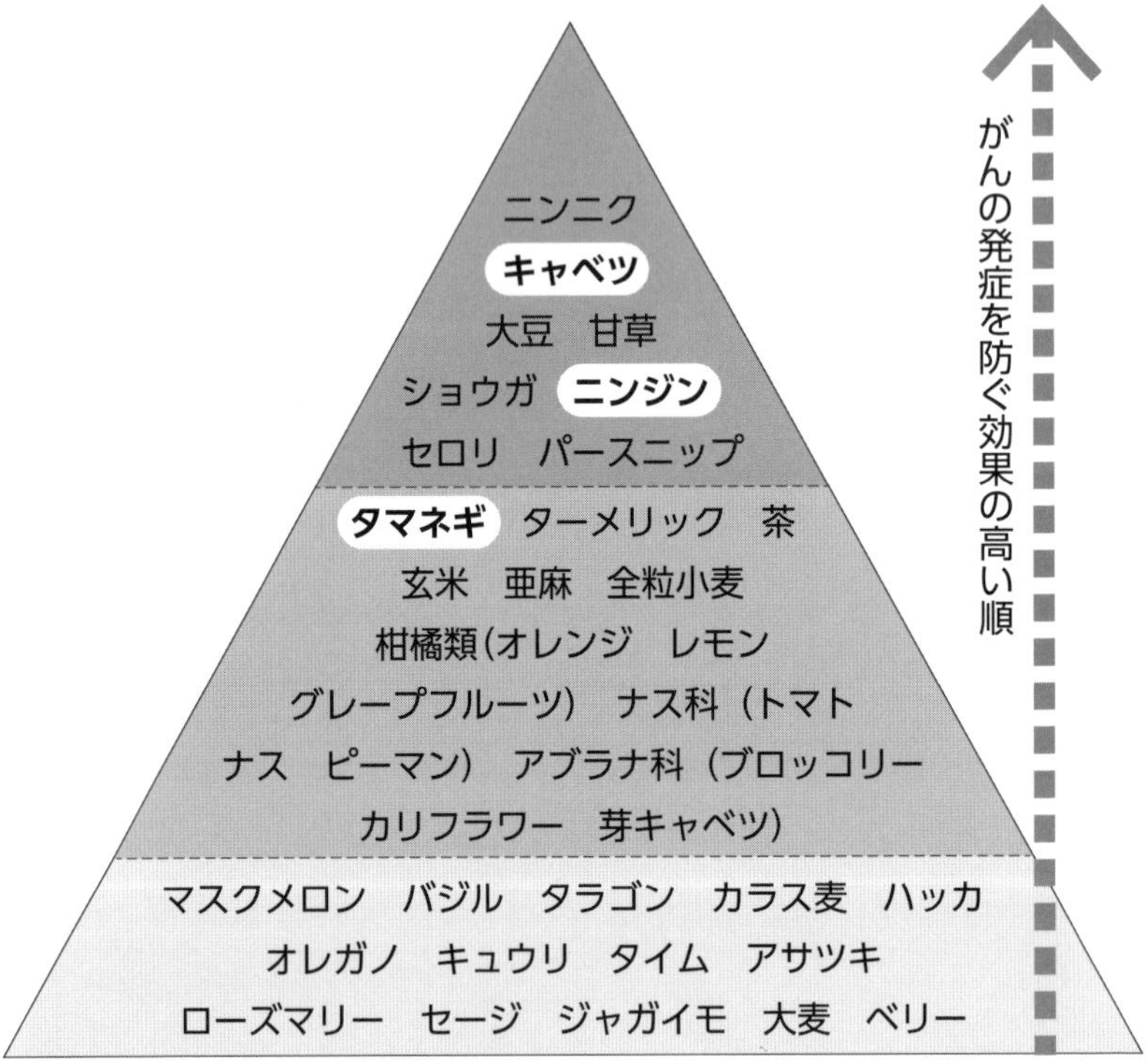


【デザイナーフーズ・リストとは？】

1990年にアメリカ国立がん研究所（ＮＣＩ）が行ったプロジェクト。どのような植物性食品を取り入れると、がんの発症を防ぐことができるかを調べ、有効な数千個の食材の中から、約40種類を選び出して、効果の高い順にピラミッドで表している。

## 4種の野菜の有効成分と効果

| | タマネギ | キャベツ |
|---|---|---|
| ファイトケミカル | ◎イソアリイン→イソアリシン<br>・抗酸化作用で、遺伝子を傷つける活性酸素を消去し、がん細胞の増殖を抑える。<br>・抗酸化作用で、LDL コレステロールの酸化を防ぎ、動脈硬化を予防。心臓病や脳血管障害などを予防する。<br>◎ケルセチン<br>・抗酸化作用でがん細胞の増殖を抑え、がん細胞のアポトーシス（自殺死）を誘導する。<br>・血液を固める血小板凝集を抑えて血液をサラサラにする働きがあり、動脈硬化や心筋梗塞、脳梗塞を予防する。<br>・炎症反応やアレルギー反応を抑える。<br>・ケルセチンは、皮の部分に多い。 | ◎イソチオシアネート<br>・発がん物質を解毒して、がんを予防する。大腸がん・前立腺がんなど、がん細胞のアポトーシス（自殺死）を誘導する。<br>・血液をサラサラにして血栓を予防し、心筋梗塞や脳梗塞の発症を抑える。 |
| その他の成分 | ◎食物繊維<br><水溶性の食物繊維><br>・腸内細菌のエサとなって腸内細菌を増やし、腸内環境を整える。<br>善玉菌が増えることで腸管免疫が活性化される。制御性T細胞を活性化して、過剰な免疫反応を抑え、免疫を調整する。<br>・油を吸着してコレステロールの吸収を抑える、余分な脂質を排泄する作用で、高コレステロール血症を予防。<br>・糖質の吸収を緩やかにして、食後の血糖値の上昇を抑え、糖尿病を予防。<br>・食塩のナトリウムが腸から吸収されるのを防ぎ、高血圧を予防。<br><不溶性の食物繊維><br>・便のかさを増やし、腸の蠕動運動を促して便秘を予防・改善。 | ◎ビタミンC<br>・抗酸化作用、免疫能の維持。<br>・インターフェロンの合成を助ける。コラーゲンの合成を助ける。<br>◎キャベジン／別名ビタミンU<br>・胃の粘膜を修復して胃炎や胃潰瘍を予防。<br>◎カルシウム<br>骨を強化。精神安定作用。<br>◎食物繊維<br><水溶性の食物繊維><br>・腸内細菌のエサとなって腸内細菌を増やし、腸内環境を整える。<br>善玉菌が増えることで腸管免疫が活性化される。制御性T細胞を活性化して、過剰な免疫反応を抑え、免疫を調整する。<br>・油を吸着してコレステロールの吸収を抑える、余分な脂質を排泄する作用で、高コレステロール血症を予防。<br>・糖質の吸収を緩やかにして、食後の血糖値の上昇を抑え、糖尿病を予防。<br>・食塩のナトリウムが腸から吸収されるのを防ぎ、高血圧を予防。<br><不溶性の食物繊維><br>・便のかさを増やし、腸の蠕動運動を促して便秘を予防・改善。 |
| 調理のポイント | ・ケルセチンは、調理の際に捨てている黄色や茶色の外側の皮の部分に特に多い。生食には向かないが、煮てスープのだしにしたり、煎じて飲んだりすれば、健康アップ効果が期待できる。<br>・皮はだし袋に入れて、ほかの具材と一緒に煮込む。 | ・外葉はよく洗い汚れを落としてから使う。芯の部分は薄く切って煮込めば、ほくほくとして甘みが増し、おいしく食べられる。<br>また、芯の部分にはビタミンCが多いので、芯も入れて食べるとよい。<br>※キャベツのビタミンCは壊れない。<br>キャベツのビタミンCは、煮ても壊れずに、葉からスープに溶け出している。 |

| | カボチャ | ニンジン |
|---|---|---|
| ファイトケミカル | ◎β - カロテン<br>・強力な抗酸化作用で、最強の活性酸素であるヒドロキシルラジカルを消去し、発がんを抑制。<br>・病原菌やがん細胞と闘う免疫細胞を活性化して、免疫力をアップ。<br>・強力な抗酸化作用で、LDLコレステロールの酸化を防ぎ、動脈硬化を予防。<br>・体内でビタミンAに変換され、皮膚や粘膜の免疫バリアを強化し、細菌やウイルスの侵入を防ぐ。 | ◎α - カロテン<br>・発がん抑制作用で、肺がんや肝がん、皮膚がんの成長を抑制する。<br>・体内でビタミンAに変換され、皮膚や粘膜の免疫バリアを強化し、細菌やウイルスの侵入を防ぐ。<br>◎β - カロテン<br>・強力な抗酸化作用で、最強の活性酸素であるヒドロキシルラジカルを消去し、発がんを抑制。<br>・病原菌やがん細胞と闘う免疫細胞を活性化して免疫力をアップ。<br>・強力な抗酸化作用で、LDLコレステロールの酸化を防ぎ、動脈硬化を予防。<br>・体内でビタミンAに変換され、皮膚や粘膜の免疫バリアを強化し、細菌やウイルスの侵入を防ぐ。 |
| その他の成分 | ◎ビタミンC<br>・ファイトケミカルスープで使用する4種の野菜(キャベツ、タマネギ、ニンジン、カボチャ)の中で量は最も多い。<br>・抗酸化作用、免疫能の維持。<br>・インターフェロンの合成を助ける。コラーゲンの合成を助ける。<br>◎ビタミンE<br>・抗酸化物質の中で最も強い抗酸化作用を持つ。最強の活性酸素であるヒドロキシルラジカルを消去し、発がんを抑制。細胞膜を酸化障害から守る。<br>・加齢による免疫の低下を改善する。<br>・β - カロテンと共同作業で、アレルギーを予防する<br>**◎食物繊維**<br>・4種の野菜(キャベツ、タマネギ、ニンジン、カボチャ)の中で、最も多くの食物繊維が含まれている。<br><水溶性の食物繊維><br>・腸内細菌のエサとなって腸内細菌を増やし、腸内環境を整える。<br>善玉菌が増えることで腸管免疫が活性化される。制御性T細胞を活性化して、過剰な免疫反応を抑え、免疫を調整する。<br>・油を吸着してコレステロールの吸収を抑える、余分な脂質を排泄する作用で、高コレステロール血症を予防。<br>・糖質の吸収を緩やかにして、食後の血糖値の上昇を抑え、糖尿病を予防。<br>・食塩のナトリウムが腸から吸収されるのを防ぎ、高血圧を予防。<br><不溶性の食物繊維><br>・便のかさを増やし、腸の蠕動運動を促して便秘を予防・改善。 | **◎食物繊維**<br><水溶性の食物繊維><br>・腸内細菌のエサとなって腸内細菌を増やし、腸内環境を整える。<br>善玉菌が増えることで腸管免疫が活性化される。また、制御性T細胞を活性化して、過剰な免疫反応を抑え、免疫を調整する。<br>・油を吸着してコレステロールの吸収を抑える、余分な脂質を排泄する作用で、高コレステロール血症を予防。<br>・糖質の吸収を緩やかにして、食後の血糖値の上昇を抑え、糖尿病を予防。<br>・食塩のナトリウムが腸から吸収されるのを防ぎ、高血圧を予防。<br><不溶性の食物繊維><br>・便のかさを増やし、腸の蠕動運動を促して、便秘を予防・改善。 |
| 調理のポイント | ・種やワタはだし袋に入れて煮出す。<br>・果肉は煮崩れしやすいので、食感を楽しみたい場合には、後から鍋に入れるのがお勧め。<br>・カボチャを入れる利点は、その甘み。塩分を加えないのが基本のファイトケミカルスープは、カボチャの甘みで味が存分に引き立つ。 | ・食物繊維は皮付きのニンジンに多いので、薄皮はむかず、よく水洗いしてそのまま使う。<br>・ニンジンの葉にも多くのカロテン類とビタミンKが含まれている。葉の煮汁の抗酸化作用は、生のニンジンジュースの1万倍という研究結果もある(129ページの図参照)。<br>有機野菜や無農薬野菜を購入できたときには、葉もスープに入れて食べるとよい。 |

## ファイトケミカルスープはこうして生まれた

### アメリカでの体験から野菜の力を知る

私がファイトケミカルスープ（野菜スープ）を勧めるようになったのは、がんの患者さんのご家族からの質問がきっかけでした。

がんになったとき、何を食べたらいいのか、何を食べさせたらいいのか。これは、がんの患者やそのご家族にとって、切実な問題です。

がんの患者さんのご家族から質問を受けた当時の私にも、答えが見つかりませんでした。しかし試行錯誤をくり返した末に、今のファイトケミカルスープの形が出来上がりました。

そこには、アメリカでの体験が大きく影響しています。私は足掛け30年にわたってアメリカで生活し、アメリカの食と健康の変遷をこの目で見てきました。その中で、食事がいかに大事かを学び、とりわけ野菜に大きな力があることを知ったのです。

私が初めてアメリカに留学したのは、1960年代が終わろうとしていた頃でした。その頃食べたハンバーガーやステーキやフライドポテトのおいしさに衝撃を受けたことを、今でも鮮明に覚えています。

しかし、当時のアメリカの人たちの健康状態は最悪でした。心臓病やがんを始めとする生活習慣病の増加に歯止めがかからず、世界一の経済大国なのに、平均寿命は世界で26番目という低さでした。

アメリカの不健康時代は十数年続き、その後国を挙げての取り組みでアメリカの状況は一変します。

次に私がアメリカに行った80年代には、自然食品の店ができ、ナチュラルフードやマクロビオティックなどの食事療法に人々の関心が向いていました。しかしそれでも、がんは増えていました。

がんがようやく減り出すのは、90年代に入ってからです。がんに予防効果のあるデザイナーフーズ・リストが発表され、ファイトケミカルを多く含む野菜が明らかにされました。これが、現在の当院におけるがんの食事療法の土台になっています。

## 食事で生活習慣病を予防し改善することが可能

このように私は、アメリカにおける食の転換期にアメリカに住み、アメリカの劇的な変化をつぶさに見てきました。そして私自身もナチュラルフードに惹かれ、生活に取り入れるようになりました。

その頃、ハーバード大学に籍を置いてがんと免疫の研究をしていた私は、野菜に含まれるファイトケミカルに注目し、研究するようになりました。そして「免疫栄養学」という新しい研究分野を打ち立てました。

がんの大半は、生活習慣が原因です。なかでも食習慣の影響は大きく、がんの原因の35%は食事にあることが疫学調査でわかっています。そうであれば、食事によってがんを予防したり、改善したりすることも可能なはずです。

どんな食材をどのように調理すれば、がんを予防・改善できるのか。私は、免疫栄養学の観点から、ずっと考え続けてきました。そして生まれたのが「免疫を高めるファイトケミカルスープ」です。

私は、がんのセカンドオピニオンで来院される患者さんには、通常の治療とあわせて食事の指導も行っています。その柱の一つに、ファイトケミカルスープがあります。がんに限らず、肥満や高血圧、糖尿病、脂質異常症、脂肪肝など、生活習慣病に悩む患者さんにもファイトケミカルスープをお勧めしています。このスープはシンプルですが、体を健康にする成分がぎっしり詰まっています。

スープが全てではありませんが、スープを毎日の食事に取り入れるだけで、食卓の風景、食事の満足感、体調が変わってきます。

コラム

ナッシュが改善したS・Tさんの体験談

# ファイトケミカルスープは、甘くておいしい治療食！

## 「治らない病気」と告げられ暗い気持ちの日々

私の朝の習慣は、冷蔵庫から出した野菜スープ（ファイトケミカルスープ）を起き抜けにごくごく飲むことです。ひんやりした甘いスープは、まさに「甘露、甘露」。コップに1杯飲み終える頃には、頭もスッキリ目覚めます。

野菜の栄養がたっぷり詰まったスープを飲むようになってから、肌はツヤツヤ。友達から「あなたの肌って、血色がよくてきれいねえ」と、しばしばほめられます。肌の調子が整うことはもちろんうれしいのですが、私にとって一番の喜びは、スープのおかげで脂肪肝炎が改善したことです。

8年前、近所の病院で健康診断を受けたところ、非アルコール性脂肪肝炎のナッシュとわかりました。自覚症状はなかったのですが、心配になって大学病院を受診しました。ところが医師は「この病気に効くお薬はありません。食事療法の本を買って自分で食事に気をつけてください」というばかり。

治らない病気だとわかり、落ち込みました。しかも、別の病院の血液検査で、「この病気をほうっておくと肝硬変になりますよ」といわれ、さらに気持ちが暗くなってしまいました。

## 治療食に出合えて心底ホッとした

ようやく希望が見えてきたのは、麻布医院を訪れてからです。院長の高橋弘先生は、ナッシュの危険性について説明する一方で、「脂肪肝は自分で治せます」といって励ましてくれました。そして、食べても血糖値の上がり方が緩やかな食材や血糖値を上げない食べ方、鉄分を控えることなど、日常の食事の仕方を教えてくれました。特に、ナッシュを改善させるためには肝臓から脂肪を落とすことが重要ということで、野菜スープの作り方を書いた紙をいただきました。

8年間、一人きりで食事を工夫するほかなかったので、やっと治療食に出合えたという思いで、心底ホッとしたものです。

野菜スープの作り方はとても簡単なので、らくに実践できました。私はまとめて作り、冷蔵庫でストックしています。始めた頃は毎朝、400㎖ほどスープを飲んでいましたが、今は200㎖を起き抜けに飲みます。おなかがすいたときは、昼間も飲みます。冷たいまま飲むのが好きなので、温めたことはありません。

スープを飲んだ後、朝は玄米ごはんとみそ汁や前日のおかずを食べます。昼は毎日、ノリをかけたざるソバと絹ごし豆腐、夜は玄米ご飯と普通のおかずを食べるようにしました。

## 憂うつだった血液検査が今は楽しみに

こうして毎日、野菜スープを飲みながら食事療法を続けたところ、3カ月後から血液検査の数値が急速によくなりました。そして、8カ月後には肝機能に関する数値が、次のように正常値、または正常値近くになりました。

・AST（GOT）…104↓34IU／ℓ（基準値は30IU／ℓ以下）
・ALT（GPT）…129↓25IU／ℓ（基準値は30IU／ℓ以下）
・γ-GPT…118↓20IU／ℓ（基準値は女性は40IU／ℓ以下）

また、以前から悪かった糖尿病の検査値も正常になりました。

・ヘモグロビンA1c…6・3↓4・9（過去1～2カ月の血糖がわかる数値で基準値は6・2％未満）

数値がよくなってからは、4週間に1回だった血液検査も、8週間に1回に減り、精神的にとてもらくになりました。

以前は憂うつだった血液検査も、今では楽しみになっています。娘も、私の数値が大きく変わって「こんなこともあるのねぇ」と驚いています。

おわりに

# ファイトケミカルスープは体も心も満たしてくれる

私は、25年以上、遠出しない限り、毎日朝夕2回、ファイトケミカルスープ（野菜スープ）を飲んでいます。「飽きませんか？」と聞かれることがありますが、飽きることはありません。むしろ、今でも飲むたびに新しい発見があり、スープの優しい味わいに、自然の恵みを感じます。

毎日、診療が終わって自宅に帰り、夕食をとるのは午後11時頃です。食卓について私が最初に口にするのは、温かいファイトケミカルスープ。一口飲むと体が芯から温まり、その日の疲れがフワーッと抜けていきます。

私にとって、心からホッとできるひとときです。

味付けは何もせず、野菜を煮ただけのスープですが、だからこそ、野菜そのものが持つうまみや甘み、香りが感じられます。野菜の滋味が、1日の仕事を終えた体に染みわたっていくようで、深い充足感に満たされます。

体に本当によいものは、心にも満足感をもたらしてくれるのです。


料理では、食べ物の味は「酸味、苦味、甘味、辛味、塩味」の五味で表現され、五味をどう使い分けるかで味が決まるといわれます。

これとは別に、禅の料理では、六つめの味「淡味」が重視されます。辞書には「あわいあじ、あっさりしたあじ」とあり、いい換えれば、「素材そのものが持つ味わい」のことです。


禅の料理では、素材そのものの味である淡味を非常に大事にしており、それを生きるための命の糧《かて》にしています。

野菜スープの味は、野菜そのものの味で、まさに淡味です。実はその味わいこそ、自然の恵みである「ファイトケミカルの味」だと私は考えています。

淡味は、スープを毎日飲んでいても、最初のうちはわかりません。しかし続けていると、だんだんわかるようになってきます。同じ材料、同じ作り方で作っても、毎回味や香りが違い、その微妙な違いを感じられるようになるのです。するといと、「今日のスープはどんな味かな」という、楽しみが生まれてきます。その楽しみが継続につながりますし、スープの優しい淡味の中にたくさんの味や香りがあることを発見し、感動すら覚えます。

何年か前から、患者さんに、「スープについて、先生のお話しされることがようやくわかりました。食の感覚が変わってきました」といわれることが多くなりました。

ファイトケミカルスープを続けていると、五感が研ぎ澄まされて、食に対する感覚が変わってきます。最初は、味覚が変わってきます。それまで、味の濃いもの、脂っこいものを好んで食べていた人でも、しだいにそういうものから遠ざかり、薄味のものをとるようになってきます。素材の味がわかり、それがおいしく感じられるようになるのです。こうして淡味がわかるようになると、自分の体がどんな食べ物を欲しているか、自然にわかってくるのです。

体が欲しているもの、というのは、おなかがすいたから焼肉を食べたいとか、カレーが食べたいということとは、少し違います。その日、自分の体が必要としているものが何か、直感的にわかるのです。そして自然に、そういうものを選ぶようになるのです。そういう感覚が身につく頃には、きっと、肥満も生活習慣病も改善しているでしょう。

これこそが、ファイトケミカルスープの真髄《しんずい》なのです。

植物は、私たち動物よりはるか昔に地球上に誕生し、命をつないできました。人類の歴史など足元にも及ばない長い進化の歴史の中で、ファイトケミカルがつくられ、あらゆる外敵から植物を守ってきたのです。

その植物の命といってもいいファイトケミカルが、野菜スープにはたっぷり含まれており、スープの優しい味わいを醸《かも》し出しています。そしてそこには、病気を治したり予防するファイトケミカルの力が、秘められているのです。

とはいえ、正直にいうと、私自身は健康のためにファイトケミカルスープを飲んでいるわけではありません。ただただ、温かくて、優しい味のスープを飲みたいだけなのです。たまに飲めないときもありますが、飲むとやっぱりおいしい。スープはいいなぁと、心から思うのです。

おいしいと思って食べたものでも、後から体に負担を感じることがあります。しかしスープは、いくら飲んでも（食べても）体に負担になることはありません。体がスープを、そしてファイトケミカルを求めているからでしょう。

脂肪肝の人は、肝機能が改善したからといって、治ったわけではありません。一時的に肝臓が壊れるのが止まっただけで、一過性の改善です。脂肪肝がある限り、ナッシュや肝硬変に進む恐れはありますし、メタボリックシンドロームとの合併もついて回ります。

脂肪肝は、一生の問題として取り組まなければならない病気です。ですから、一生続けられる健康習慣を身につけることが大事です。その入り口として最適なのが、ファイトケミカルたっぷりの野菜スープなのです。

野菜スープなら、簡単に作れておいしいので、今まで減量が難しかった人でも、無理なく毎日続けられて習慣化できます。家庭の食事の定番にすれば、家族みんなの健康づくりにも役立ちます。

野菜スープを飲んで、植物の命をいただくという恩恵を、私たちはありがたく享受しようではありませんか。

本書が、脂肪肝をはじめ、肥満や糖尿病、高血圧など生活習慣病で悩む読者のみなさんやそのご家族のみなさんの、健康づくりと豊かな食卓の一助となれば幸いです。

2024年3月

髙橋　弘

**髙橋 弘（たかはし ひろし）**

医学博士・麻布医院院長・ハーバード大学医学部内科元准教授。

1951年、埼玉県生まれ。77年、東京慈恵会医科大学を卒業、同大学院（内科学専攻博士課程）へと進むと共に、同附属病院で臨床研修。85年、ハーバード大学医学部に留学。同大学附属マサチューセッツ総合病院にて、フェロー、講師、助教授を経て、ハーバード大学医学部内科准教授となる。

ハーバード大学時代における肝炎やがんの研究は、『サイエンス』『ネイチャー』『ネイチャー・メディシン』『Proc.Natl.Acad.Sci.USA』『The EMBO Journal』など、世界の最高峰の医学および科学専門雑誌に掲載される。

セレンクリニック診療部長、東京ミッドタウンクリニック国際特別診療部エグゼクティブメディカルドクターを経て、2008年、医療法人社団ヴェリタス・メディカル・パートナーズ理事長に就任。09年5月、麻布医院開業。

大学病院やハーバード大学で行ってきた肝炎治療、遺伝子治療、がんの免疫治療などの研究・臨床経験を生かした高度な先進医療を提供。自ら考案した「ファイトケミカルスープ」もその研究の成果である。

日本肝臓学会正会員および肝臓専門医、日本消化器病学会正会員および消化器病専門医、日本内科学会正会員および認定内科医、日本抗加齢医学会会員。米国肝臓病学会正会員、米国癌学会正会員、米国消化器病学会正会員、米国消化器病医師会フェロー。

著書に『ドクター髙橋の「ファイトケミカル」病気を治すいのちのレシピ』（主婦と生活社）、『好きなものを食べても太らない・病気にならない帳消しメソッド』（日本実業出版社）、『ハーバード大学式「野菜スープ」で免疫力アップ！ がんに負けない!』（マキノ出版）、『ハーバード大学式 最強！ 命の野菜スープ』（宝島社）、『がんの名医が考案！ がんに打ち勝つ「命の野菜スープ」』（アスコム）、『ハーバード大学式 免疫力アップ！ いのちの野菜スープ』（世界文化社）、『ハーバード大学式 命の野菜スープ 長生き味噌プラス』（宝島社）など多数。

**肝臓の脂肪が落ちる ハーバード式野菜スープ**
**専門医が考案した最強の食事術**

2024年3月31日　第1刷
2024年5月10日　第2刷

著　者　髙橋　弘
発行者　小宮英行
発行所　株式会社徳間書店
〒141-8202
東京都品川区上大崎3-1-1 目黒セントラルスクエア
電話　編集（03）5403-4344
販売（049）293-5521
振替　00140-0-44392

印刷・製本　株式会社広済堂ネクスト

本書の無断複写は著作権法上での例外を除き禁じられています。

購入者以外の第三者による本書のいかなる電子複製も一切認められておりません。

乱丁・落丁はお取り替えいたします。

ⓒ2024Hiroshi Takahashi, Printed in Japan

ISBN 978-4-19-865807-6